皮肤病中医特色适宜技术操作规范丛书

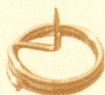
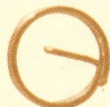

皮肤病
揿针疗法

主　审 ｜ 段逸群
总主编 ｜ 杨志波　李领娥
　　　　　刘　巧　刘红霞
主　编 ｜ 李　斌　李　欣

中国健康传媒集团
中国医药科技出版社

内 容 提 要

全书分为3篇。基础篇介绍揿针疗法的历史沿革、理论基础。技法篇介绍针具选择、操作前准备、操作常规、异常情况的处理与预防和注意事项等内容；临床篇着重介绍揿针疗法治疗37种皮肤科常见病、疑难病的临床经验。本书适合中医临床者阅读使用。

图书在版编目（CIP）数据

皮肤病揿针疗法 / 李斌，李欣主编 . — 北京：中国医药科技出版社，2018.10

（皮肤病中医特色适宜技术操作规范丛书）

ISBN 978-7-5214-0490-6

Ⅰ . ①皮… Ⅱ . ①李… ②李… Ⅲ . ①皮肤病—埋针—技术操作规程 Ⅳ . ① R245.31-65

中国版本图书馆 CIP 数据核字（2018）第 223007 号

本书视频音像电子出版物专用书号：

ISBN 978-7-88728-219-4

美术编辑 陈君杞
版式设计 锋尚设计

出版	中国健康传媒集团｜中国医药科技出版社
地址	北京市海淀区文慧园北路甲 22 号
邮编	100082
电话	发行：010-62227427 邮购：010-62236938
网址	www.cmstp.com
规格	880×1230mm $^1/_{32}$
印张	6$^7/_8$
字数	147 千字
版次	2018 年 10 月第 1 版
印次	2022 年 11 月第 3 次印刷
印刷	三河市万龙印装有限公司
经销	全国各地新华书店
书号	ISBN 978-7-5214-0490-6
定价	36.00 元

获取新书信息、投稿、为图书纠错，请扫码联系我们。

本书编委会

主　编　李　斌　李　欣

副主编　李福伦　王一飞　徐　蓉

编　委　（按姓氏笔画排序）

马　天　卢　怡　邢　梦　华　亮

刘　柳　许逊哲　孙晓颖　李　苏

杨滢瑶　吴闽枫　陈　曦　罗　楹

迮　侃　周　蜜　茹　意　洪锡京

蒯　仂

秘　书　马　天　李　苏　华　亮

　　中医药是一个伟大的宝库，中医特色疗法是其瑰宝之一，几千年来，为广大劳动人民的身体健康做出了巨大的贡献。皮肤病常见、多发，然而许多发病原因不清，机制不明；对于皮肤病的治疗，西医诸多方法，疗效不显，不良反应不少，费用不菲。中医特色疗法具有简、便、廉、效等特点，受到了皮肤科医生和广大患者的欢迎。为了进一步开展中医特色疗法在皮肤病方面的运用，中华中医药学会皮肤科分会在总会领导的关心和帮助下，在中国医药科技出版社的大力支持下，精心组织全国中医皮肤科知名专家、教授编写了本套《皮肤病中医特色适宜技术操作规范丛书》，其目的就是规范皮肤病中医特色疗法，提高临床疗效，推动中医皮肤病诊疗技术的发展，造福于皮肤病患者。

　　本套丛书按皮肤科临床上常用的17种特色疗法分

为17个分册，每分册包括基础篇、技法篇、临床篇，文字编写力求简明、扼要、实用，配以图片，图文并茂，通俗易懂。各分册附有视频，以二维码形式承载，阐述其技术要领、操作步骤、适应证、禁忌证及注意事项，扫码观看，一目了然，更易于掌握。本丛书适合临床中医、中西医结合皮肤科医生及基层医务工作者参考使用。

本套丛书的编写难免有疏漏不足之处，欢迎各位同道提出宝贵意见，以便再版完善。

杨志波

2018年8月2日于长沙

作为中医临床医学的重要组成部分，中医皮肤病学在研究和治疗人体皮肤及其附属器疾病过程中，积累了丰富的经验和系统的理论知识，近年来有长足的进步与发展。中医药治疗皮肤病，以辨证论治为原则采用药物口服及中医特色外治疗法能够有效控制病情，取得良好疗效。其中撳针疗法具有起效快、安全无痛、操作简单、不影响活动等特点，是值得推广的绿色疗法。自20世纪下半叶问世以来，随着社会发展、科学技术进步，该疗法得到了飞速发展，应用范围逐步扩大，遍及内、外、妇、儿、五官各科疾病。为更好地挖掘、整理、总结和提高撳针疗法在皮肤病的应用经验，帮助皮肤科医师、针灸医师及相关专业人员更好地掌握撳针操作，我们依据皮内针疗法的国家操作标准，并结合撳针/皮内针的临床应用，编撰此书。

全书分为基础篇、技法篇、临床篇三部分。基础篇主要介绍撳针疗法的历史沿革、理论基础（包括中医理论基础、西医理论基础、作用原理和基本功用）；技法篇以《针灸技术操作规范第8部分·皮内针》为依据，对揿针疗法从针具选择、操作前准备、操作常规、异常情况的处理与预防和注意事项五个方面，详尽介绍揿针的使用方法及其相关问题；临床篇着重介绍揿针疗法的常见病证，对于疾病的选择，我们对近几十年来揿针的文献报道进行整理、归纳，着重把揿针疗法的临床优势病种推荐给大家，按皮肤病证、其他病证分为两章，共37种主要疾病。每一疾病分为定义、病因病机、诊断要点、辨证分型、治疗、按语及注意事项七部分。

本书的出版，首先感谢丛书总主编和各位编委的大力支持，感谢上海中医药大学附属岳阳中西医结合医院领导对本书编写工作的支持，感谢岳阳中西医结合医院皮肤科同仁付出、帮助和指导。同时编写过程中，我们还大量参考并部分收进了国内外有关文献资料，对上述有关作者和单位一并致以衷心的感谢！

虽然我们为本书的编写做出了最大的努力，但书中难免有不足之处，恳请同道批评指正。

编者
2018年8月

目录

2

技法篇

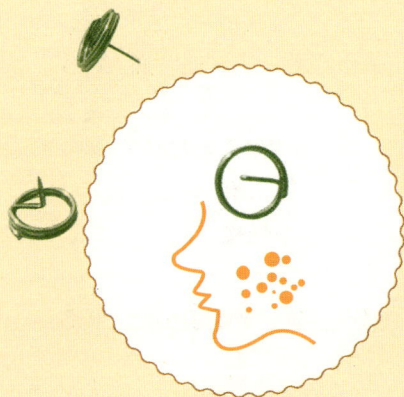

1

基础篇

第一章 1

历史沿革

皮内针是指供皮下埋置留针用途的专用小型针具，通过将特制的皮内针固定于腧穴部位的皮下，作较长时间留针，给予皮部微弱而长时间的刺激的治疗方法，称为皮内针疗法，又称"埋针法"。该疗法可以给穴位以持续刺激，减少反复针刺的麻烦，用以疏通经络、调和气血、调整脏腑功能，从而达到治疗疾病的目的，且具有较好的疗效，在中医学领域中占有重要地位。

皮内针疗法是古代针刺留针方法的发展，据历史考证，其最初形态的萌芽起源应该早于《黄帝内经》时代。

早在《黄帝内经》中就有关于皮内针早期形态的描述与理论依据。《素问·离合真邪论》中提出的"静以久留"之说，即为早期留针法的理论基础，而后《针灸大成·经络迎随设为问答》中则有"在病去则速出针，病滞则久留针为可耳"之说。

关于皮内针疗法的针刺工具和病变特性的记载，在《灵枢·官针》中描述九针的文字中就有提及："凡刺有九，以应九变。一曰俞刺，俞刺者，刺诸经荥俞脏俞也；……七曰毛刺，毛刺者，刺浮痹皮肤也……"，其中第七种——"毛刺"便是现今皮内针的最初状态，它是指用浮浅的刺法来治疗皮肤麻木或不仁或疼痛的病证。

在针刺手法方面，皮内针刺法源于《黄帝内经》中的浅刺理论。在《灵枢》所提出的"九刺""十二刺""五刺"等内容描述中，涉及浅刺和皮下针刺的有"毛刺""扬刺""直针刺""浮刺""半刺"，涉及刺络的有"络刺""豹文刺""赞刺"等几种。纵观以上这些针刺手法，与现今皮内针疗法最为接近的是"直针刺"——"引皮乃刺之"、"浮刺"——"旁入而浮之"和"半刺"——"无针伤肉"，这几种方法皆为通过刺激人体浅表部位而达到治疗的目的，奠定了现今皮内针浅刺法的基础。此后，以这种浅刺为特点的刺法在历代均有记载，但由于医家流派、实践不同，导致对其称谓各异，有"皮刺""平刺""沿皮刺"等，直到近代才有统一的趋势。

1950年，日本的赤羽幸兵卫首创现代皮内针疗法；20世纪60年代起，随着以毫针或专用的皮内针刺入皮下治疗疾病的脚踝针等的问世，皮内针的治疗范围也逐渐从治疗表浅虚寒之疾，发展到可以治疗临床各种疾病。

近年来，皮内针治疗病种逐步扩大，涉及内科、皮肤科、五官科等多种疾病。对于皮内针的研究也从疗效观察逐步向机制研究方向发展，探寻其起效途径之所在。

在当今社会大力提倡无创痛疗法的前提下，如何以最小的痛苦获得最大的疗效是每个医务工作者最重视和探讨的课题，而皮内针疗法已经十分接近这种医患共同的需求，其简便、价廉、安全、有效的优势越来越受到临床的重视，是一种值得推广和加以研究提高的传统医疗方法。

第二节　揿针

揿针，又称为揿钉型皮内针，其特征为针尾呈环形并垂直于针身，针体约一至二分长，直径0.3~0.9mm不等，用时可将针体揿入皮下，属于微型针灸针，是临床皮内针的常见类型。揿针是由中医学家承淡安先生受日本赤羽幸兵卫首创的皮内针疗法为启发，在此基础上发明的一种使用更加简便的皮内针针具。

作为针刺留针法的继承和发展，有关揿针基础理论雏形的记载，可追溯至《黄帝内经》时期。《素问·离合真邪论》中载："吸则纳针，无令气忤，静以久留"，留针具有候气和调气的功能，而其最终目的则是达到气血调和，阴阳平衡。同时，揿针以"浅刺"论为刺法理论基础，奠基于《黄帝内经》之"浅刺""浮刺"学说，通过调节卫气，激发机体卫外功能，达到治病的目的。

自20世纪下半叶揿针问世以来，随着社会的发展、科学技术的进步，揿针疗法在广大人民尤其是医务工作者的挖掘、整理、验证、总结和提高下，得到了飞速发展。其应用范围逐步扩大，遍及内、外、妇、儿、五官各科疾病，且在现代基础研究方面有了较大进展。揿针疗法一方面在针刺入皮肤后，通过特定途径激活神经-内分泌-免疫网络发挥其调整和治疗作用；另一方面针体长久地留置于相应穴位后，产生持续的刺激，经神经-内分泌-免疫网络传导整合后，发挥对靶器官的作用，产生揿针针刺效应。

由于多种原因的限制，现在很多疾病难以寻找到具有普遍规律的最佳针灸作用时效，也很难对每个患者在最佳施治时间施以针灸以获得最佳疗效，而采用全天候持续的揿针埋针治疗可以很好地解决这些问题，因此现今在临床中揿针疗法广受推崇。

第二章

2 理论基础

第一节　中医理论基础

一、经络理论

撤针疗法以中医经络理论为基础，通过浅刺以行卫气，久留针以通孙络，标本兼治，从而达到行气活血、治病疗疾之效。

《黄帝内经》描述经络为"夫十二经脉者，人之所以生，病之所以成，人之所以治，病之所以起……"，并具有"决生死，处百病，调虚实，不可不通"的特点，强调了经络的重要性，而撤针疗法的作用机制与经络理论中的孙络息息相关。

"孙络"一词最早出现于《黄帝内经》之中，《灵枢·脉度》云："络之别者为孙络"。张景岳《类经》中也提到："络之别者为孙，孙者言其小也。凡人体细脉，皆肌膝之孙络也"；明代针灸医籍《人镜经》中记载："十二经生十五络，十五络生一百八十系络，系络生一百八十缠络，缠络生三万四千孙络"，言即孙络为经络网格系统中最末端、最细小的层次，是人体运行气血的最小功能单位。

《素问·气穴》中对于孙络的功能表述为："孙络……，以溢奇邪，以通荣卫……"，指出孙络有驱邪外出的功能，是营卫通行的道路。《素问·调经》中则有对外邪侵入体内，由表入里的路径有所描述："风雨之伤人也，先客于皮肤，传入于孙脉，孙脉满则传入于络脉，络脉满则输于大经脉"，表明风雨等外邪在侵入人体时，是按皮肤-孙络-络脉-经脉的顺序由外向内传入。可见孙络正是位于外邪侵入的第二道防线，同时也是揿针疗法的作用部位——皮下。

气为血之帅，血为气之母，气血之间互为相关；气滞则血凝，凝则不通，不通则病。局部或全身的气血运行不畅，则会引起气滞血瘀而致病。揿针的发展理论也正是基于此种源流，选用揿针进行皮肤浅刺治疗时，能够有效产生疏通经络、通导气血的作用，气行则血行，经络则通畅。

揿针疗法基于《黄帝内经》中的"浅刺"理论，埋于皮下，位于孙络之中，又通过针体留置而产生的较长时间的微弱刺激，疏通经络之阻滞，调节气血之逆乱，平衡阴阳之偏颇，恢复脏腑之功能，达到疏通经络气血、治疗各种疾病的目的。

二、皮部理论

十二皮部是经络系统在体表的分部，以十二经脉及其络脉在体表的分布范围为依据。皮部所在部位，也是络脉之气在皮肤所散布的部位。广义"皮部"即人体暴露在外的最浅部分——皮肤；而在《素问·皮部论》指出："凡十二经络脉者，皮之部也"即狭义的皮部指十二经脉在体表的分布。

经脉呈线状分布，络脉呈网状分布，皮部则是以面来划分。《素问·皮部论》指出："欲知皮部，以经脉为纪者，诸经皆然。"十二皮部的分区，是十二经脉活动在体表的反映。皮部，在生理状态下，具有属脏腑、通经络、固体表、密腠理的作用。它是人体的屏障，起着防止外邪入侵的作用。卫气行于皮部之中，皮部的生理功能基于分散在全身皮部的卫气。《内外伤辨惑论·辨阴证阳证》中云："卫者……卫护周身，在于皮毛之间也……内伤饮食，则亦恶风寒，是荣卫失守，皮肤间无阳以滋养，不能任风寒也。"当卫气失常，腠理不密时，邪气可以通过皮→络→经→腑→脏入里；同时，当脏腑经络有病时，也可以通过皮部进行治疗。皮肤-络脉-经脉-脏腑之间各层次的联系是一个有机的整体。

十二皮部在中医疾病的诊断、治疗中有重要的参考意义。《素问·皮部论》曰："其色多青则痛，多黑则痹，黄赤则热，多白则寒"，为局部望诊疾病性质提供了参考。临床诊察或治疗病证时，将十二皮部合为六经皮部，即太阳皮部、阳明皮部、少阳皮部、太阴皮部、少阴皮部、厥阴皮部。以身体部位来分：在体表胸腹头面属阳明皮部，躯干及头部侧面属少阳皮部，腰背及后头项属太阳皮部。四肢来分：则上肢内侧太阴皮部在前，厥阴皮部在中，少阴皮部在后；上肢外侧阳明皮部在前，少阳皮部在中，太阳皮部在后。下肢内外侧的分布规律基本同于上肢分布规律，唯有下肢内侧内踝上八寸以下，厥阴皮部在前，太阴皮部在中，少阴皮部在后。而八寸以上则太阴皮部在前，厥阴皮部在中，少阴皮部在后。而督脉合于太阳，任脉合于少阴，不另有皮部。

《素问·阴阳应象大论》云："善治者治皮毛……"，各种针刺、灸法、刮痧、敷贴、拔罐以及头针、耳针、皮肤针等近现代发展出的技术，都与皮部有着深刻的关系。皮部理论为外部的诊疗方法，特别是皮肤病的望诊及撤针治疗提供了理论基础。

三、浮刺理论

浮刺法又称皮刺、平刺、横刺，是在皮下或浅薄部位针刺的一种手法。《素问·刺齐论》云："所谓刺皮无伤肉者，病在皮中，针入皮下，无伤肉也。"浮刺法是治疗病位表浅，针刺皮下表浅脉络的一种手法。一般进针部位主要位于皮下疏松结缔组织层。

《素问·刺要论》记载："病有浮沉，刺有深浅，各至其理，无过其道……深浅不得，反为大贼。"临床中要掌握浮刺法的适应证，才能取得疗效。浮刺法一般适宜于皮薄肉少的头面部穴位如百会、头维、率谷、角孙、印堂、鱼腰、承泣、地仓等穴，具体手法为患者取仰或侧位，施术者采用长度相适应的不锈钢毫针，进针角度宜小，针身与皮肤呈15°~20°角刺入，刺入针体不进入肌层，仅沿皮下直刺或透穴刺。现代临床研究发现，浮刺法对治疗黄褐斑、面瘫、亚健康状态、眼睑震颤、颞颌关节紊乱等症具有良好的效果。

四、卫气理论

《灵枢·本脏》："卫气者，所以温分肉、充皮肤、肥腠理、司开合者也"，卫气是包括皮肤的屏障防卫功能、免疫调节功能等在内的功能系统。具体功能为：保持体温，维持脏腑进行生理活动所适宜的温度条件；使肌肉充实，皮肤润滑；调节控制肌腠的开合、汗液的排泄。又有云："卫气充则分肉解利，皮肤调柔，腠理致密矣"，生理状态下，卫气拥有免疫功能，能阻挡并消除外来的、内生的各种抗原。现代研究发现，卫气的概念涵盖了机体屏障、吞噬细胞系统、体液免疫、细胞免疫等诸多领域。

卫气的循行途径，《灵枢·营卫生会》云："营在脉中，卫在脉外"，而《灵枢·卫气行》记载："故卫气之行，一日一夜五十周于身，昼日行于阳二十五周，夜行于阴二十五周，周于五脏。是故平旦阴尽，阳气出于目，目张则气上行于头，循项下足太阳，循背下至小指之端。其散独行卫气自足少阴肾发出，上出目锐眦，依表里层次弥漫敷布机体内外。"通过明晰卫气的循行路径，可指导临床治疗。亦如《灵枢·卫气行》载："病在于三阳，必候其气在于阳而刺之；病在于三阴，必候其气在阴分而刺之。"病在三阴经，候气而刺阴经的分肉皮肤之间，进一步明确了针刺的部位。

卫气的特性，决定了其在治疗中的作用。《素问·痹论》记载："卫者，水谷之悍气也，其气慓疾滑利，不能入于脉也。故循皮肤之中，分肉之间，熏于肓膜，散于胸腹。"卫气无处不在，当腠理开时，则立即聚集，其生理作用成为针刺治疗得气的理论依据之一。有学者认为针刺的"得气"，实质是针刺激发了卫气，利用它的调气作用治疗疾病。在治疗上，通过针刺卫气汇聚之处，容易"得气"，可获得良好疗效；根据卫气的时间节律，调整针刺部位，也是提高疗效的方法之一。

若卫气功能紊乱，则易出现各种皮肤损害。《医旨绪余·宗气营气卫气》曰："卫气者，为言护卫周身，……不使外邪侵犯也。"当卫气不足时，人体皮肤失于固护，防御功能低下，易被外邪侵袭，且病亦难愈；若脏腑功能低下，肌表不固，腠理开疏，卫气循行异常，在皮肤上则易出现银屑病、痤疮、荨麻疹等炎症性皮肤病与变态反应性皮肤病。现代中医临床报道,通过透营转气、汗法、调和营卫等外部的针刺配合内服的中医治法,均能取得一定疗效。

第二节 西医理论基础

一、"神经-内分泌-免疫"调节系统

人体神经、内分泌、免疫三大调节系统之间存在着密切而复杂的相互关系,有学者认为经络是联系调节与控制三大系统的重要传导途径,而针灸腧穴通过免疫系统、神经系统和内分泌系统达到双向良性作用。一部分经传入神经到相应节段的脊髓后角后内传脏腑起调节作用,另一部分经脊髓后角上传大脑皮层,加强中枢对病理刺激传入兴奋的干扰、抑制和替代,促进相关细胞轴突发芽,形成新的突触,从而建立起正常功能的神经环路网络、突触链,实现中枢功能的重新组合。

揿针法,又称为"埋针法",是将特质的小型针具固定于腧穴部位的皮内做较长时间留针的一种方法,可长时间刺激腧穴,产生刺激信息和能量,形成一种复杂的持久而柔和的非特异性刺激冲动。对神经、内分泌、免疫三大调节系统和神经-内分泌-免疫调控系统均有良好的调控作用。研究发现皮内针联合中药灌肠治疗溃疡性直肠炎的免疫调控机制和调节抑炎因子IL-4和促炎因子IL-23的含量相关,定喘穴埋针实现对哮喘的神经免疫调节作用机制的途径和干预哮喘炎性信息传入的低位整合中枢孤束核(NTS),从而减弱哮喘大鼠模型肺脏中c-fos蛋白的表达相关,上述研究提示埋针

法可以调节免疫性炎症反应。埋针联合补肾止颤方可显著增加PD大鼠中脑黑质区TH阳性细胞表达，并有效减少GFAP阳性细胞表达，保护大鼠神经元细胞，增加脑内多巴胺（DA）含量，促进PD大鼠运动功能的恢复，显示了其对神经系统的良好影响。内分泌调控方面，埋针法可通过益气健脾，调节糖脂代谢，减轻胰岛素的过度分泌，提高胰岛素的敏感性，对胰腺的胰岛功能具有保护作用，减轻胰岛素抵抗的水平，延缓T_2DM病程的进展，减少或延迟相关并发症的发生。

下丘脑－垂体－肾上腺轴（HPA轴）是机体重要的神经内分泌免疫调控系统。下丘脑是情志活动重要的调控脑区。情志活动异常时下丘脑神经内分泌免疫物质发生变化，参与下丘脑－垂体－卵巢（HPO）轴功能的复杂调控。埋针法可缓解血管痉挛，改善微循环和局部组织缺血缺氧状态，并能调动和激发人体免疫功能，对抑郁症患者下丘脑－垂体－肾上腺（HPA）轴的影响是状态依赖性的，即随着针刺疗效的出现，患者的HPA轴功能也逐步恢复正常。

二、皮肤结构理论

针刺入皮肤即第一层时，患者的主要感觉是"痛"；当针穿过皮肤到达皮下第二层疏松结缔组织，也就是刺激到浅筋膜时，患者的感觉是"胀"，在这个层次中，如果针尖碰到血管，则患者表现为"痛"，如碰到神经则表现为"麻"；针再向下是到第三层致密结缔组织，刺激到深筋膜时，通常患者的感觉是"重"，在这一层主要是肌肉，当针体在肌肉中时，患者会感觉到"酸"，同样这一层也有很丰富的血管和神经，当针尖触及时，患者也会有"痛"和

"麻"的感觉；再向下深刺，针尖会碰到骨膜和骨，患者就会表现出"剧痛"。

一般认为"气至病所"为针刺治疗之基本原则及取效关键。而皮内针是通过针身刺入皮内，刺激表皮、真皮，针入皮下，患者不痛即可。只及皮下不达深层，不会伤及脏腑、神经干及大血管，是针法中最安全之一。此外，该疗法要求无痛无感，无需得气，故本身无任何痛苦，不影响患者的活动。

三、透皮学说

西医学研究认为，人体皮肤具有吸收外界物质的能力，吸收途径有三条：角质层、汗腺管口、毛囊皮脂腺口。其中，角质层是透皮吸收的主要屏障。皮内针通过神经末梢的传导，可引起病灶部位的解痉，改善血液循环，而缓解症状，故进针后往往有些病痛即可减轻或消失，而有些病痛随着起针又再出现，留针则可延长治疗效应。其对脏腑功能的调节也可产生一个从量变到质变的过程，有效地刺激穴位，振奋经络、腧穴的功能，尤其适用于反复发作的顽固性慢性疾病。

四、延长针刺效应

皮内针是基于古代针刺长久留针的发展，该理念最早见于《内经》。《素问·离合真邪论》即云："吸则内针，无令气忤，静以久留。"诚如《素问·离合真邪论》曰："静以久留，以气至为故，如待贵宾，不知日暮"，留针之目的在于候气或调气以达到阴平阳秘，阴阳之平衡，尤其是对于一些病邪较深的疾病、阴证、寒证、虚证均可通过久留针从而驱邪于外。如《灵枢·始终》云："久病者邪气入深，刺此病者，深内而久留之。"《灵枢·阴阳清浊》曰："刺阴者，深而留之。"尤其对于虚证，《内经》认为应久留针，如《素问·调经论》谓："血有余，则泻其盛经出其血；不足，则视其盛经，内针其脉中，久留而视，脉大疾出其针。"

皮内针一般固定于腧穴1~3天，期间不受患者运动影响，同时可令患者适当运动按揉病痛之部位以加强疏通之力，长时间效应之累积从而起到更好的治疗作用。《内经》云："刺涩者，必中其脉，随其逆顺而久留之。"《针灸大成》云："病滞则久留针。"《灵枢·经脉》亦云："热则疾之，寒则留之。"根据"针刺手法量学"的观点，有学者提出针刺治疗两次施术间隔时间的最佳参数为3~6小时。研究亦表明电针配合皮内针治疗带状疱疹后肋间神经痛痊愈率明显优于西药对照组，且治疗组的PRI评分亦低于对照组。

第三节　作用原理

一、"皮肤-络脉-经脉-脏腑"系统

脏腑经络系统是揿针治疗皮肤病的理论基础。经络首载于《内经》，经络是运行气血的通路，经指经脉，犹如途径，其内属于脏腑，外络于皮肤，将皮肤-络脉-经脉-脏腑连接成为一个完整的系统。临床上可以根据皮肤与经脉之间的对应关系及其分布规律进行皮肤病脏腑辨证。观察不同部位皮肤色泽和形态的变化，如红斑、丘

疹、结节、水疱、溃疡等作为以外测内，经络脏腑辨证的依据及治疗的依据。

揿针是以特制的小型针具刺入并固定于腧穴部位皮内或皮下，进行较长时间埋藏的一种方法，取"静以久留"之意，其作用是给皮肤中的与经络气血相通的皮部以微弱而较长时间的刺激，在此取穴治疗疾病，以达到治疗效果。其有三大作用皆与经络脏腑密切相关。一则调节脏腑，平衡阴阳。《灵枢·根结》所谓："用针之要，在于调阴与阳。调阴与阳，精气乃光，合形与气，使神内藏。"揿针具有良性的双向调节功能，对各个脏腑阴阳都有调整、修复和平衡的作用。它不但能够控制临床症状，并能促使病理变化恢复正常。其亦具有疏通经络、调和气血的作用，这主要依靠其所具有针刺效应。《灵枢·九针十二原》云："欲以微针通其经脉，调其气血，营其逆顺出入之会。"上述作用常体现在对疼痛性疾病的治疗上，一般而言，疼痛与经络闭塞，气血失调相关，有"痛则不通，通则不痛"之说，故疏通经络、调和气血即可达到"通则不痛"的治疗目的。本法可通过疏通经络中壅滞的气血，使气血调和，经络通利，气滞血瘀的病理变化得以恢复正常。三为补虚泻实，扶正祛邪，调节免疫。《灵枢·九针十二原》说："凡用针者，虚则实之，满则泄之，菀陈则除之，邪胜则虚之。"《灵枢·经脉》也说："盛则泻之，虚则补之。"这说明病邪盛者宜"泄之""除之""虚之""泻之"；虚弱者宜"实之""补之"。揿针疗法也具有补虚泻实的作用，这个作用是与其短期速效和长期续效的特点分不开的。

因此，皮肤-络脉-经脉-脏腑系统作为人体皮肤与脏腑气血的循行分布、生理功能、病理变化的理论体系，对揿针临床实践具有重要的指导作用。

二、调节卫气

揿针作为一种特色的浅刺方法，其与卫气理论联系密切。首先对于卫气的分布，《素问·痹论》曰："卫者，水谷之悍气也，其气慓疾滑利，不能入脉也，故循皮肤之中，分肉之间……"《灵枢·经脉》云："卫气先行皮肤，先充络脉。"故卫气的分布是散布全身，处于皮肤腠理之间，运行于脉外。从生理功能上而言，《灵枢·本脏》曰："卫气者，所以温分肉，充皮肤，肥腠理，司开合者也。"《灵枢·本脏》亦云："卫气和则分肉解利，皮肤调柔，腠理致密矣。"故卫气有防御、营养、调节的功能，即卫气具有护卫肌表，抗御外邪，滋养腠理，启闭汗孔之功能。

邪气侵犯人体，卫气首当其冲。病理状态下，由于其运行失常，则可导致各种病变。如《灵枢·刺节真邪》言"卫气不行，则为不仁。"卫气运行不畅，稽留腹中则可发生胸胁支满、喘息等症。如《灵枢·卫气失常》曰："卫气之留于腹中，搐积不行，苑蕴不得常所，使人肢胁胃中满，喘呼逆息者，何以去之？"卫气失司，则目不能瞑。《灵枢·大惑论》："卫气不得入于阴，常留于阳，稽留于阳则阳气满，阳气满则阳跷盛；不得入于阴，则阴气虚，故目不瞑矣。"

《灵枢·本输》："审察卫气，为百病母，调其虚实，虚实乃止"。揿针基于卫气理论，通过刺激人体表浅部分，调节卫气，激发机体卫外能力，从而起到治疗疾病的目的。

三、西医学作用机制研究

西医学提出，认为揿针疗法是一种融多种疗法，具有穴位封闭、针刺、放血、留针、组织疗法多种效应的复合长效性治法，初为机械刺激，后为生物学和化学刺激，具有速效和续效两种作用。其机制为多种刺激同时发挥作用，形成一种复杂的持久而柔和的非特异性刺激冲动，一部分经传入神经到相应节段的脊髓后角后内传脏腑起调节作用，另一部分经脊髓后角上传大脑皮层，加强中枢对病理刺激传入兴奋的干扰、抑制和替代，再通过神经-体液的调节来调整脏器功能状态，促进机体新陈代谢，提高免疫防御能力。

对揿针在人体中的治疗过程进行研究发现，在治疗过程中，机体内部的一些微观组织结构在发生着变化，揿针能对穴位、神经以及整个中枢产生一种综合作用，使组织器官的活动能力加强，血液循环及淋巴回流加快，局部新陈代谢增强，营养状态得到改善。揿针埋入机体后可促使人体产生变态反应，使淋巴组织致敏，其细胞又配合体液中的抗体、巨噬细胞等，产生多种淋巴细胞因子，使肌肉合成代谢增高，分解代谢降低，肌蛋白、糖类合成增高，乳酸、肌酸分解代谢降低，加快机体的营养代谢，从而提高人体的应激能力，激发人体免疫功能，提高机体免疫力。揿针具有复合刺激作用，增强抗病能力，入穴后能提高机体的应激能力，促进病灶部位血管床增加，血管新生，血流量增大，血管通透性和血液循环得到改善，从而加快炎性物质的吸收，减少渗出、粘连。其亦可在大脑皮层区建立新的兴奋灶，从而对病灶产生良性诱导，缓解病灶放电，保证大脑皮层感觉区细胞功能的正常作用，达到消除疾病的目的。更加重要的是，揿针增加了治疗作用的刺激时间，这与针刺相比，就是将针刺疗法的进针、留针、行针、起针等过程融为一体，长效针感疗法继承针刺疗法的最佳方式之一，从而弥补了针刺时间短、刺激量小致使疾病恢复慢，易复发及就诊次数多等缺点，使疾病在较长时间里依靠这种良性刺激不断得到调整和修复。

第四节　基本功用

一、联络脏腑、沟通肢窍

揿针疗法具有联络脏腑、沟通肢窍的功用。揿针疗法又称"埋针法"，是以特制的小型针具刺入并固定于腧穴部位皮内或皮下，进行较长时间埋藏的一种方法。通过这种方式，可以给予经络气血相通的皮部络脉以微弱而较长时间的刺激，进而调整内部脏腑功能，或调节四肢九窍生理功能。这是因为经络系统联络沟通人体内外，其内属于脏腑，外络于皮肤，形成"皮肤-络脉-经脉-脏腑"系统，使脏腑器官、体表肌肤及四肢百骸得以濡养，从而发挥其正常的生理功能。如体表感受病邪和各种刺激，可传导于脏腑；若脏腑的生理功能失常，亦可通过"皮肤-络脉-经脉-脏腑"系统反映于体表，表现为疼痛、麻木、肿胀、青紫等症状，尤其是在体表络脉出现瘀斑、充血、结节、条索状等阳性反应物等。此外，根据藏象理论，肝开窍于眼，肺开窍于鼻，脾开窍于口，肾开窍于耳、二阴。其均是由经脉联系，脏腑的生理、病理状态均可经此反映于官窍，通过观察官窍状态也可大概测知脏腑生理、病理状态。又有皮部、经筋等联系肢体筋肉皮肤。

据此，揿针通过长时间刺激皮部络脉，在经络系统联系表里内外、四肢九窍的生理基础上，可以起到加强脏腑、肢窍的联络沟通的作用，使人体功能保持协调统一，完成正常的生理活动，并调节病理状态，从而达到防治疾病的目的。

揿针属于皮内针疗法，主要特点在于久留针，在皮下或皮内埋针，针埋入皮下后，可产生持续而稳定的刺激，不断地促进经络气血的有序运行，从而使经络气血通畅，起到治疗作用。这与古代的"静以久留"意义相似，《灵枢·九针十二原》提出："静以徐往，微以久留之而养。"留针可以起到调气的作用，调节脏腑经络之气的偏盛偏衰，使机体恢复阴平阳秘的状态；可以催气、候气，对于针灸后尚未得气的患者，通过留针能够起到催气、候气的效果，从而达到治疗目的。揿针的治疗过程也是如此，对于大多数疾病，疾病的关键在于脏腑功能失调，辨证明确之后，此时即可选取病变脏腑相应具有治疗作用的穴位进行治疗，常可获效。对于头面五官疾病，可采用近部取穴原则，在病变官窍附近穴位取穴。四肢疾病常选用经脉循行部位上的穴位进行治疗。因此，揿针疗法的联络脏腑、沟通肢窍的功用在临床治疗疾病中具有重要的意义，且其疗效可靠，作用持久。

二、行气活血、疏通经络

揿针疗法具有行气活血、疏通经络的功用。揿针疗法是在经络腧穴和针刺理论的指导下，将揿针刺入穴位并留针2~3天，通过长时间地刺激经脉腧穴以产生持续效应，可提高腧穴、经脉的兴奋性和传导性，从而激发经气，通过持续作用逐渐疏通经络，使气血调和，从而祛除气血瘀阻，使经络恢复通畅，达到治疗目的。经络是人体气血运行的通路，气血在经络中周流不息，贯注无阻，将营养物质输布到全身各组织脏器，从而维持和保证了人的整个机体功能能很好地进行各种复杂的生命活动。各种内外因素引起的经络瘀阻不通是疾病发生的重要病机之一，气血凝滞，经络阻塞，甚至气血逆乱，均可导致病变的发生。唐·孙思邈《备急千金要方·明堂仰侧》中曰："凡病皆由血气壅滞，不得宣通。针以开导之，灸以温暖之。"揿针疗法正是可以起到"开导"的作用，行气活血、疏通经络，从而使气血调和，经络通畅，疾病得到缓解或治愈。所以在疾病主要是由于气血瘀阻引起的时候，可选用此法，灵活取穴，可收殊效。

　　揿针疗法通过将揿针持续埋藏于皮内或皮下，能够给予特定腧穴、经脉以持久而柔和的良性刺激，这种持续刺激性作用可以延长治疗时间，强化治疗效果，对治疗慢性、顽固性疾病和经常发作的疼痛性疾病尤其适宜，加之其在不影响患者活动下给予患者持续性的刺激和治疗，简单快捷，可以减少就医次数，也是针刺治疗与运动治疗相结合的表形形式，共同起到了行气活血、疏通经络的治疗目的。"痛则不通，通则不痛"，经络气血瘀滞，引起最典型一个病证便是痛证，针对痛证的关键病机"不通"，在临床治疗中多采用疏通之法，揿针疗法通过辨证取穴，如采用远部取穴、取阿是穴等，持续作用于局部皮部络脉，激发经气，从而疏通经络气血，达到缓解疼痛的目的。临床中揿针的此种功用也多在骨科、妇科、外科等得到了很好的体现和应用。

三、抵御外邪、保卫机体

揿针疗法具有抵御外邪、保卫机体的功用。揿针疗法通过持续刺激人体浅表部位，尤其是络脉、皮部，并施以一定的补泻手法，可以起到良性、双向调节的作用，调节卫气，激发人体正气，从而抵御外邪入侵，使机体保持健康状态。卫气由水谷之精化生，运行于脉外，不受脉道的约束，外而皮肤肌腠，内而胸腹脏腑，布散全身。《素问·痹论》："卫者，水谷之悍气也。其气慓疾滑利，不能入于脉也。故循皮肤之中，分肉之间，熏于肓膜，散于胸腹。"卫气布达于肌表，有防御外邪入侵的作用，抵抗外来邪气，使之不能侵入人体，从而保证机体的健康状态。《医旨绪余·宗气营气卫气》曰："卫气者，为言护卫周身……不使外邪侵犯也。"当机体正气相对不足，邪气相对强盛，卫外功能失常，不能抵御外邪入侵，便可能导致疾病的发生。揿针作用于皮部络脉，而卫气充实于络脉，络脉散布于全身而密布于皮部，其分布运行又依赖于经络之"行血气"。故在经络系统生理功能基础上，揿针疗法可以起到调节卫气，激发人体正气的作用，从而使卫外功能恢复，便可抵御外邪入侵，祛邪外出，从而邪去正安，达到治疗疾病的作用。

揿针属于浅刺法，以刺激体表皮部络脉为主。皮部位于人体的最表层，是机体卫外的第一道屏障，卫气充实于络脉，行于人体肌肤体表，故通过揿针浅刺，刺激人体表浅部分，调节卫气，激发机体的卫外功能，能够起到护卫肌表、抵御外邪的作用。《素问·阴阳应象大论》曰："善治者，治皮毛。"《灵枢·本输》："审察卫气，为百病母，调其虚实，虚实乃至。"故在临床中如呼吸系统疾病等因卫外功能失常所致之疾病，常可采用揿针疗法，调节卫气，增强人体正气等，来增强机体免疫功能，延缓疾病的发生发展。而对于一些消耗类疾病，如中医辨证为肺脾两虚等病证，也可从这方面入手进行调整。故揿针疗法应用颇广泛，对不同疾病常可根据实际情况灵活运用。

2

技
法
篇

第三章 3 针具选择

一、麦粒型（图3-1-1）

又称"颗粒型"，长约1cm，针柄形似麦粒或为环状，针身与针柄呈直线型。适于人体各部穴位。

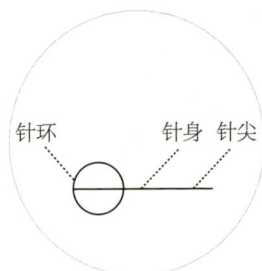

图 3-1-1 麦粒型揿针示意图

二、图钉型（图3-1-2）

又称"揿钉型"，长约0.2~0.3cm，针柄呈环形。针身与针柄垂直。适于面部、耳廓等须浅刺的穴位。

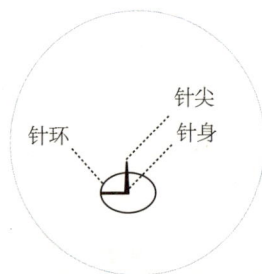

图 3-1-2 图钉型揿针示意图
（环形构造）

由日本清铃株式会社研制的一种新型揿针。长约0.3~1.5mm，针体纤细。进针时针刺感极轻，而后针感逐渐强烈。其包装考虑到无菌操作，十分方便。

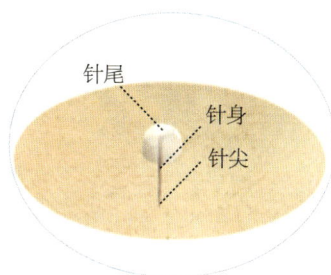

针尾
针身
针尖

图 3-1-3　清铃揿针（L 型构造）

第四章 4 揿针操作

第一节 操作前准备

一、环境要求

治疗室整洁，所有用品用具均已更换、消毒；空气流通，光线充足；根据气候变化及时调整室内温度。

二、检查操作物品

揿针，胶布，镊子，75%酒精棉球。

三、术前拍照

术前拍照，以备术后对比，评估疗效。

四、选择针具

根据疾病和操作部位需要选择不同类型针具。检查针具是否完好、无锈蚀等。

五、体位与取穴

针刺部位多以不妨碍正常活动处腧穴为主，如背俞穴、四肢穴和耳穴等。尽可能选择舒适持久的体位，如背俞穴可选俯卧位、俯伏坐位；四肢穴可选仰卧位、侧卧位、俯卧位；耳穴可选坐位（仰靠、侧伏）、仰卧位等。

六、消毒

术前须进行严密消毒。消毒范围包括针具器械、医者双手及针刺部位。

❶ 针具器械消毒

揿针最好采用一次性针具，或浸泡于75%乙醇中，临用时以镊子夹出；或用高压蒸汽灭菌。

❷ 医者双手消毒

针刺前，以肥皂水洗净双手，待干。再以75%乙醇棉球擦拭后方可操作。操作过程中避免双手触碰针身，确保无菌。

❸ 针刺部位消毒

施术前，在需要针刺的穴位皮肤上以75%乙醇棉球擦拭消毒。擦拭时以穴位为中心点向外绕圈。

第二节 操作

一、操作原则

❶ 应根据穴位的形态及贴埋方向选择适当长度的针具。

❷ 贴埋时注意避开浅血管，尽量不要刺到血管，贴埋的深度以能看到针体在皮下进行，但不引起皮肤的凹陷为宜，以患者无痛和不影响活动为原则。

❸ 注意无菌原则，进针时常规消毒，贴埋期间针处不能着水，夏天贴埋不能超过1天。

❹ 贴埋后适当按压，并活动患者以提高疗效。

❺ 体表毛细血管扩张密布者不宜用此法，因易造成皮下出血。

二、进针前注意事项

❶ 携用物至患者前，核对患者姓名、年龄、部位，做好解释。

❷ 做好解释，协助患者取舒适的体位，暴露针刺部位。

❸ 遵医嘱选取腧穴，先用拇指按压穴位，询问患者感觉。

④ 再次核对患者穴位后，按腧穴的深浅和患者的胖瘦选择合适的揿针，检查针身是否松动，针尖是否带钩，用皮肤消毒液擦拭针刺部位。

三、进针

❶ 颗粒型揿针

一手将腧穴部皮肤向两侧舒张，另一手持镊子加持针尾平刺于腧穴体内。

❷ 图钉型揿针

一手固定腧穴部皮肤，另一手持镊子夹持针尾直刺腧穴皮内。

四、固定

❶ 颗粒型揿针

宜先在针尾下垫一橡皮膏，然后用脱敏胶布从针尾沿针身向刺入的方向覆盖、粘贴固定。

❷ 图钉型揿针

宜用脱敏胶布覆盖针尾、粘贴固定（图3-2-1、图3-2-2）。

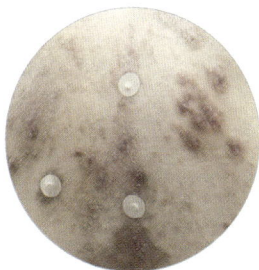

图 3-2-1　图钉型揿针固定（体穴）

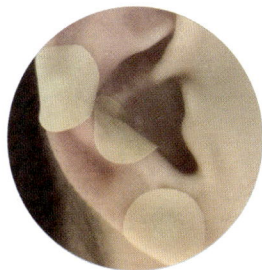

图 3-2-2　图钉型揿针固定（耳穴）

五、固定后刺激

患者留针期间，宜每日按压胶布3~4次，每次约1分钟，以患者耐受为度，两次间隔约4小时。

六、出针

一手固定埋针部位两侧皮肤，另一手取下胶布，然后手持镊子夹持针尾，将针取出。

七、术后医嘱

术后嘱患者活动检查有无疼痛或异物感，如有则取下重埋，嘱患者留针期间埋针处勿碰水。

附清铃揿针的操作方法

清铃揿针操作较简单，只需手持揿针找到对应穴位后，快速按压刺入穴位，取下易揭纸，轻揉胶纸，保证胶纸贴紧皮肤，完成埋针。

目前临床使用的揿针均采用了胶纸易揭式设计，医生无需使用镊子，直接用手指按压或提拉就可以轻松进出针，克服了传统揿针操作不便捷、使用不安全等问题，降低了传统揿针感染、断针、脱落的风险，提高了治疗的时效性、安全性、有效性。

第三节　异常情况的处理与预防

治疗前充分与患者沟通，减少患者的畏惧心理，进行系统训练以保证手法熟练，预估可能发生的意外主要有：感染、晕针、断针、血肿。

①感染

预防胜于治疗，治疗前应充分与患者沟通，嘱其埋针期间患处切勿碰水，操作时严格按无菌操作，用三根棉棒蘸取碘酒，在埋针处由内而外画圈消毒3次。嘱患者如揿针埋针处红肿热痛立即将针取下以碘酒消毒，不适随诊。

②晕针

指揿针治疗期间患者突然出现头晕目眩，恶心呕吐，甚至昏迷。常因患者精神紧张、激烈运动、空腹后针灸等原因引起，也跟体位不当、诊室过冷、医者刺激量过大有关。故操作前应仔细询问患者状态，诊室保持温暖或适当覆盖衣被保暖，操作时采取适当体位，针灸刺激应由小到大预防晕针发生。一旦发生应立即将针全部取出，让患者平卧，去枕，脚稍微抬高，盖被保暖，温饮糖水，稍作休息，一般都可缓解。如不能有效缓解，可转至急诊就诊。

③断针

指针具在患者穴位内，是所有意外中最危险的事件，应在操作前仔细检查针具，切勿蛮力进针及出针，注意施针部位是否存在体位压迫。断针分残端在体内和体外两种，残端在体外可用钳子或止血钳取出，如在体内，浅表处可在残端两旁按压皮肤，常可使残端露出表面，在使用钳子或止血钳取出，如无法取出可在X线定位下手术取出。

④血肿

指针刺部位因皮下出血而出现局部肿胀，甚至瘀斑的情形，血肿是较难预防的意外事件。操作前应掌握施针部位局部的解剖知识，避开血管。出针后注意有无血肿的发生，初发时局部按压即可促进吸收消肿，较小的血肿或紫斑能自行吸收，一般不需处理，较大的血肿或紫斑，可先冷敷待出血停止后，局部热敷、按摩促进血肿、紫斑的吸收，也可外敷95%的医用酒精，促进血肿或紫斑的吸收。

第四节　注意事项

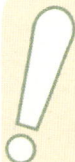

- 穴位、针具、镊子都要常规消毒。
- 埋针处不宜水浸泡。夏季多汗时，要检查埋针处有无汗浸、皮肤发红等。如见发红、疼痛要及时检查，有感染现象立即取针。埋针发生疼痛可以调整针的深度、方向，调整无效时，可能有炎症发生，应取针。
- 患者可以用手指间断按压针柄，以加强刺激量，提高效果。但应注意手的卫生。
- 若埋针处已发生感染，应给予常规外科包扎处理。如有发热等全身反应时，适当给予抗生素或中药清热解毒药治疗。

3

临床篇

细菌性皮肤病

疖

一、定义

疖是一种生于肌肤浅表部位，以局部红、肿、热、痛，突起根浅，肿势限局，脓出即愈为主要表现的急性化脓性疾病。古代文献以形态特征、发病时令和部位分别命名，如"热疖""恶疖""软疖""时毒暑疖""蝼蛄疖""发际疮""坐板疮"等。本病相当于西医的"疖""皮肤脓肿""头皮穿凿性脓肿"及"疖病"（图5-1-1）。

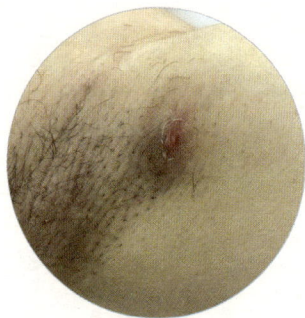

图 5-1-1 疖

二、病因病机

本病多因情志内伤，肝经郁热，或饮食不节，脾失健运，湿热内蕴，外溢肌肤而生；或感染毒邪，湿热火毒蕴结于肌肤而成。本病初期以湿热火毒为主，后期属正虚血瘀兼夹湿邪为患。

三、诊断要点

❶ 夏季多见。

❷ 好发于头面、颈项、背及臀部。

❸ 皮损为发生于毛囊及毛囊周围的炎性丘疹或结节，鲜红色，圆锥状，中心有脓栓。

❹ 局部常伴疼痛及压痛，临近淋巴结可肿大、压痛。

❺ 如有发热等全身症状，常伴有白细胞总数及中性粒细胞增高。

四、辨证分型

❶ 热毒蕴结证

轻者疖肿只有1~2个，也可散发全身，或簇集一处，或此愈彼起；伴发热，口渴，溲赤，便秘；舌红、苔黄，脉数。

❷ 暑湿浸淫证

发于夏、秋季节，好发于头面、颈、背、臀部，单个或多个成片，疖肿红、热、胀、痛，抓破流脓水；伴心烦，胸闷，口苦咽干，便秘，溲赤等；舌红、苔黄而腻，脉滑数。

❸ 体虚毒恋证

疔肿散发于全身各处，此愈彼起，不断发生，疔肿较大，易转变成有头疽，疔肿颜色暗红，脓水稀少；常伴低热，烦躁口渴，或乏力肢软；舌质红、苔薄黄，脉细数。

五、揿针治疗

（一）治疗前准备

依据皮损部位，嘱患者取坐位或卧位，充分暴露结节肿块区和治疗穴位部位。

（二）选穴

❶ 体穴（图5-1-2）：热毒炽盛证配大椎、灵台、曲池、合谷、委中、内庭；暑湿浸淫证配中脘、合谷、丰隆、隐白；体虚毒恋者配合谷、曲池、足三里、阳陵泉、太冲、三阴交、关元。

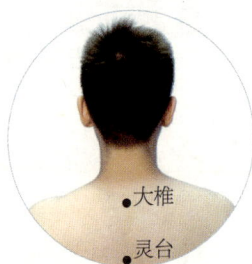

A. 大椎、灵台

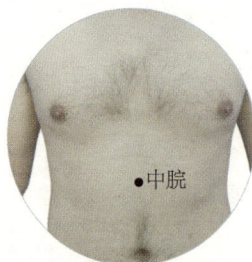

B. 中脘

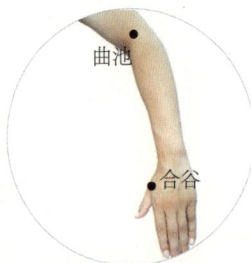

C. 曲池、合谷

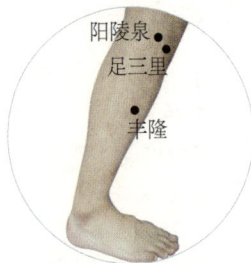

D. 阳陵泉、足三里、丰隆

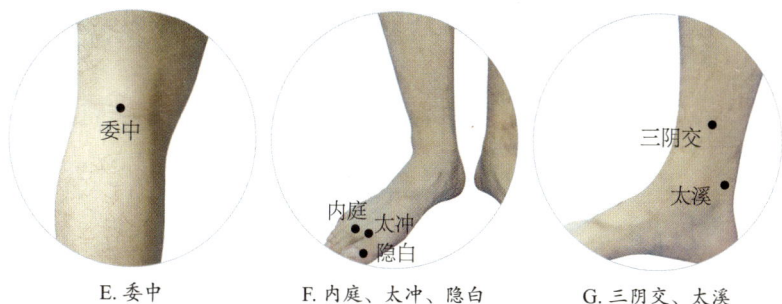

E. 委中　　　　　F. 内庭、太冲、隐白　　　　G. 三阴交、太溪

图 5-1-2　疖体穴选穴

❷ 耳穴（图5-1-3）：主穴取肾上腺、神门、内分泌、肺。配穴取相应部位穴，如疖肿长于面颊部取"面颊"穴，生于颈部则取"颈"部穴。

❸ 可酌情配合电针、火针治疗，体虚毒恋证可配合灸法治疗。

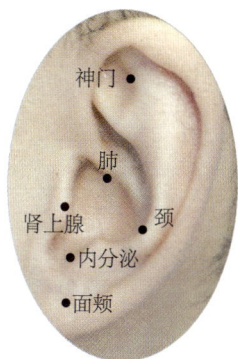

图 5-1-3　疖耳穴选穴

（三）操作要点

❶ 用75%酒精棉球进行局部皮肤消毒后，用揿针在疖肿周围埋针，揿针埋针48小时，埋针时应注意避开表浅血管，以患者无痛和不影响活动为原则。嘱患者定时适当按压揿针，以提高疗效。

❷ 疗程：隔日治疗1次，2次/疗程。

六、按语

疖病以清热解毒为基本治法，根据发病季节、发病部位以及患者体质差异，分证论治，以达到开门驱邪、调节营卫的作用。对症状轻微的疖可采用单纯撳针治疗，将热、毒之邪引出，对疖反复发作的患者，可在当时的疖治愈后继续治疗一段时间。定期发作的患者（如某季节发作），可每于发作前治疗1个疗程。面疖早期以消为主，不宜使用灸法。

七、注意事项

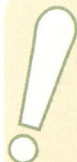

- 皮损位于面部者，宜采用耳部撳针治疗。
- 保持疖肿局部清洁，防止继发感染。
- 本病诊治中注意患者神色变化和反应，如出现晕针等不良事件，及时采取相应措施。
- 体虚者应增强体质、综合治疗。
- 严重高血压、冠心病患者慎用。孕妇忌用。

第六章 6 病毒性皮肤病

第一节　热疮（单纯疱疹）

一、定义

热疮是指发热后或高热过程中在皮肤黏膜交界处所发生的一种急性疱疹性皮肤病。古代文献又称为"热疮""热气疮""火燎疮""剪口疮"。相当于西医的单纯疱疹（图6-1-1）。

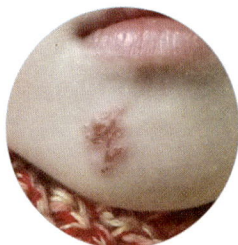

图 6-1-1　热疮

二、病因病机

总因外感风温热毒，阻于肺、胃二经，蕴蒸皮肤而生；或肝经湿热下注，阻于阴部而成疮，或因反复发作，热邪伤津，阴虚内热所致。

三、诊断要点

1 多发于热病（如猩红热、重感冒、疟疾等）过程中或发热之后。

2 好发于口角、唇缘、眼睑、鼻孔旁、外生殖器等处的皮肤与黏膜交界处。

3 皮损呈针尖大小至绿豆大小成群的水疱，疱液先清后浊，周围红晕，自觉瘙痒灼热。数日后疱破露出糜烂面，渐结痂痊愈。病程约1周，易反复发作。

4 水疱底部刮取物涂片可见细胞核内病毒包涵体。

四、辨证分型

❶ 肺胃热盛证

多发于颜面部，以口唇鼻侧多见，皮损为群集小水疱，灼热刺痒；伴轻度周身不适，心烦郁闷，大便干，小便黄；舌红、苔黄，脉弦数。

❷ 阴虚邪恋证

外生殖器反复出现潮红、水疱、糜烂、溃疡、灼痛，日久不愈，遇劳复发或加重；伴神疲乏力，腰膝酸软，心烦口干，五心烦热，失眠多梦；舌红、苔少或薄腻，脉细弦数。

五、揿针治疗

（一）治疗前准备

依据皮损部位，嘱患者取坐位或卧位。

（二）选穴

选穴以耳穴（图6-1-2）为主，肺胃热盛证取心、肺、口、舌、面颊；取阴虚邪恋证取脾、肺、肾、口、面颊。每次单侧，两耳交替。体穴选穴（图6-1-3）选取足三里、丰隆。

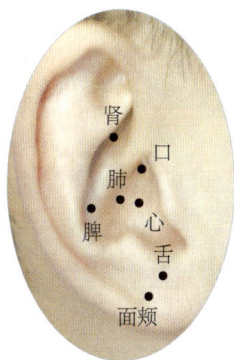

图 6-1-2　热疮耳穴选穴　　　　　图 6-1-3　热疮体穴选穴

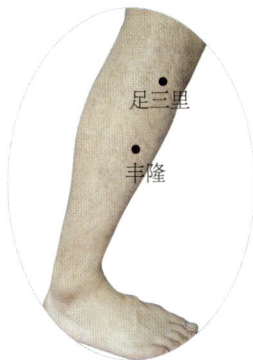

（三）操作要点

1 用75%酒精棉球进行耳部局部皮肤消毒后，将揿针埋于相应耳穴部位，嘱患者每日按压耳部揿针5次，每次3~5分钟。反复发作者可配合艾灸足三里、丰隆、局部水疱处。

2 疗程：隔日治疗1次，5次/疗程。

六、按语

热疮以清热解毒养阴为主要治法。初发以清热解毒治之；反复发作者，宜扶正祛邪并治。耳部取穴以心、肺、脾、肾、口、舌、面颊为主，起到清肺泻心解毒、健脾滋肾、补益气血的作用，配合足阳明胃经之足三里、丰隆穴以和胃健脾，通腑化痰，脾胃健运，气血调和，则疱疹不易复发，标本兼顾，故可获良效。

七、注意事项

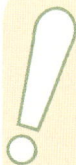

- 保持水疱局部清洁，防止继发感染。
- 反复发作者，应尽量寻找并避免诱发因素。
- 体虚者应增强体质、综合治疗。
- 严重高血压、冠心病患者慎用。孕妇忌用。

第二节　蛇串疮（带状疱疹）

一、定义

蛇串疮是一种皮肤上出现成簇水疱、呈带状分布、痛如火燎的急性疱疹性皮肤病。古代文献称之为"蜘蛛疮""火带疮""腰缠火丹"等。本病相当于西医的带状疱疹（图6-2-1）。

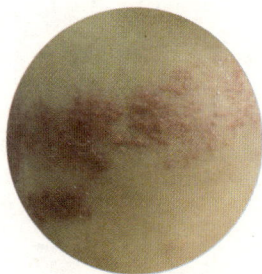

图 6-2-1　蛇串疮

二、病因病机

本病多因情志内伤，肝经郁热，或饮食不节，脾失健运，湿热内蕴，外溢肌肤而生；或感染毒邪，湿热火毒蕴结于肌肤而成。本病初期以湿热火毒为主，后期属正虚血瘀兼夹湿邪为患。

三、诊断要点

❶ 发疹前可有疲倦、低热、全身不适、食欲不振等前驱症状。

❷ 患处有神经痛，皮肤感觉过敏。

❸ 好发部位是一侧腰胁、胸背、头面、四肢等处，其他部位亦可发生。

❹ 皮疹为红斑上簇集性粟粒至绿豆大水疱，疱液常澄清。

❺ 皮疹常单侧分布，一般不超过躯体中线。

❻ 病程有自限性，约2~3周，愈后可留色素改变，发生坏死溃疡者可留瘢痕。

❼ 头面部带状疱疹可累及眼耳部，引起疱疹性角膜结膜炎或面瘫等。

四、辨证分型

❶ 肝经郁热证

皮损鲜红，簇集丘疹、水疱，疱壁紧张，灼热刺痛。伴口苦咽干，烦躁易怒，大便干或小便黄。舌质红、苔薄黄或黄厚，脉弦滑数。

❷ 脾虚湿蕴证

皮损色淡，疱壁松弛，疼痛不显。舌淡或正常，苔白或白腻，脉沉缓或滑。

五、揿针治疗

（一）治疗前准备

依据皮损部位，嘱患者取坐位或卧位，充分暴露疱疹区和治疗穴位部位。

（二）选穴

❶ 体穴（图6-2-2）：相应夹脊穴或者大椎、至阳以及阿是穴。

❷ 可酌情配合电针、艾灸、火针治疗。

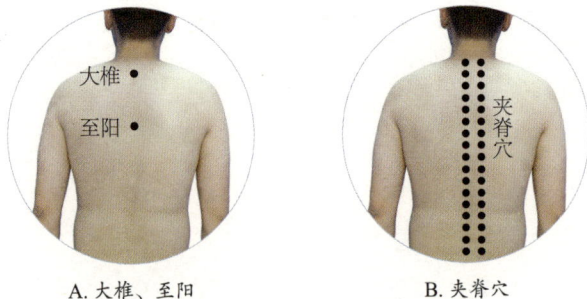

A. 大椎、至阳　　　　　　B. 夹脊穴

图6-2-2　蛇串疮体穴选穴

（三）操作要点

❶ 用75%酒精棉球进行局部皮肤消毒后，用揿针在相应穴位各埋一针，揿针埋针48小时，埋针时应注意避开表浅血管，以患者无痛和不影响活动为原则。嘱患者定时适当按压揿针，以提高疗效。

❷ 疗程：隔日治疗1次，2次/疗程。

六、按语

带状疱疹是由水痘-带状疱疹病毒引起的皮肤病。用药物或一般针灸的治疗方法治疗，可以治本排邪，但常因关门留寇而事倍功半。中医外治特色疗法揿针疗法，具有开门驱邪、调节营卫的功效，即通过"浮刺"及"静以久留"而给予皮肤一种较为持久的微弱刺激，达到驱邪外出的目的。本病可由外邪入侵引起，也可由脏腑病变导致，但其病位在肌表，故病变局部仍以浅刺为主，意在将热、毒之邪引邪外出，使水疱迅速干涸结痂，疼痛消失。

七、注意事项

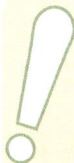

- 皮损位于面部者，禁用。
- 保持疱疹局部清洁，防止继发感染。
- 本病诊治中注意患者神色变化和反应，如出现晕针等不良事件，及时采取相应措施。
- 严重高血压、冠心病患者慎用。孕妇忌用。

第三节 蛇串疮（带状疱疹后遗神经痛）

一、定义

带状疱疹后遗神经痛为带状疱疹皮疹愈合后4~6周局部存在持续性灼烧样、刀割样或电击样疼痛。本病归属于中医学"蛇串疮"范畴（图6-3-1）。

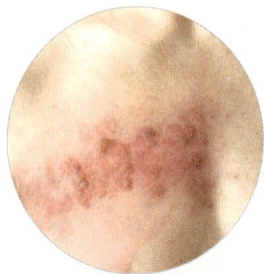

图6-3-1 蛇串疮

二、病因病机

外感毒邪，内有肝郁化火或脾湿蕴热，病邪内外勾结，阻于经络，以致经络气血瘀滞不通则痛；或年老体弱，不足以及时抗邪外出，病邪为患日久，病伤积久入络，气血皆瘀。

三、诊断要点

❶ 各个年龄段均可发病，以老年人为多为重。

❷ 发病前有1个月左右有带状疱疹病史。

❸ 带状疱疹皮损消退部位存在持续样灼烧样、刀割样或电击样疼痛。

四、辨证分型

❶ 气滞血瘀证

皮疹消退后，局部疼痛不止，甚至放射到附近部位，痛不可忍，坐卧不安，严重者持续数月或更长。舌质暗、苔白，脉弦细。

❷ 气虚血瘀证

疱疹退去后，遗留色素或疤痕，疼痛不止，入夜加重，难以入睡，疲乏无力，精神萎靡，少气懒言，舌紫暗或有瘀斑、斑点，苔白、脉细弱。

五、揿针治疗

（一）治疗前准备

依据皮损部位，嘱患者取坐位或卧位，充分暴露疱疹区。

（二）选穴

❶ 体穴（图6-3-2）：患侧夹脊穴，即发于头面部者取颈2~颈4夹脊穴，胸背部者取胸4~胸11夹脊穴，腰腹部者取胸10~腰2夹脊穴，上肢者取颈5~胸2夹脊穴，下肢者取腰1~腰5夹脊穴以及疼痛剧烈处即阿是穴。气虚血瘀证者加足三里、血海穴。

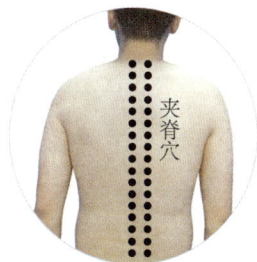

图 6-3-2　蛇串疮体穴选穴

❷ 可酌情配合电针、围刺、火针、光子治疗仪治疗。

（三）操作要点

❶ 在相应穴位行常规消毒，将图钉式揿针埋于患处，并用胶布固定，隔2天后去除揿针，再寻找新的剧痛点，重新埋针。并嘱患者每隔3~4小时按压埋针部位1~2分钟，以加强刺激，增强疗效。

❷ 疗程：5次/疗程。

六、按语

带状疱疹后遗神经痛是皮疹消退后，邪虽已去大半，但邪毒伤正在先，日久致气血亏虚，经脉不荣，经气不畅，不通则痛。揿针疗法通过"静以留针"给予特定腧穴及局部阿是穴以持久而柔和的良性刺激，可加强行气活血、疏通经络、调畅经气的作用，随证配穴内应脏腑，能调理脏腑之功能，扶正祛邪。

七、注意事项

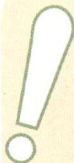

- 皮损位于面部者，禁用。
- 保持疱疹局部清洁，防止继发感染。
- 本病诊治中注意患者神色变化和反应，如出现晕针等不良事件，及时采取相应措施。
- 严重高血压、冠心病患者慎用。孕妇忌用。

第四节 疣目（寻常疣）

一、定义

疣目是一种多发于手背、手指、头面部等处的皮肤浅表的病毒性赘生物。古代文献称之为"疣目""千日疮""枯筋箭"等。相当于西医的寻常疣（图6-4-1）。

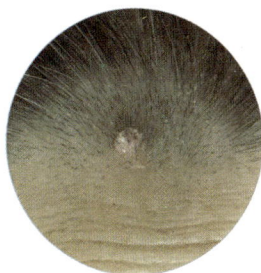

图6-4-1 疣目

二、病因病机

本病可由外感邪毒，肝旺血燥，肝失疏泄，气血失和，气滞血瘀结于皮肤所致，或由于气阴不足血虚风燥，时久致肾虚血燥，肌肤失润，加之腠理不密，复感邪毒，搏结于肌肤而发为本病。

三、诊断要点

❶ 多见于青少年。

❷ 皮疹为米粒至豌豆大小的角质增生性突起，灰色或肤色。表面粗糙不平，呈乳头状增生，触之较硬。

3 初起1~2个，可逐渐增至数个至数十个不等。

4 一般无自觉症状。

四、辨证分型

❶ 风热血燥证

结节如豆，坚硬粗糙，大小不一，色黄或红；舌红、苔薄，脉弦数。

❷ 湿热血瘀证

结节松散，色灰或褐，大小不一，舌暗红、苔薄，脉细。

五、揿针治疗

（一）治疗前准备

依据皮损部位，嘱患者取坐位或卧位，充分暴露疣疹区和治疗穴位部位。

（二）选穴

❶ 体穴：疣体及周围。

❷ 耳穴（图6-4-2）：双侧肺区、大肠区、交感、皮质下及皮疹相对应部位（如跖疣取跟、趾区；手部寻常疣取指区；面部寻常疣取面区）。

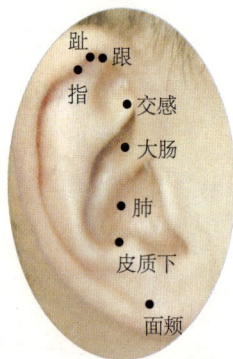

图6-4-2 疣目耳穴选穴

（三）操作要点

① 用75%酒精棉球进行疣体及耳部局部皮肤消毒后，对疣体及周围进行围刺，耳部埋针，每次单侧，两耳交替。嘱患者每日按压耳部揿针5次，每次3~5分钟。

② 疗程：隔日治疗1次，5次/疗程。

六、按语

疣目以清热解毒散结为主要治法，疣目数量较多时，宜内外合治。疣体本身所在之处，可以看作阿是穴，采用针刺疣体局部及围针治疗，即可达到疏通脉络、调和气血、清泻毒邪的作用，多发者，配合耳穴留针治疗。耳穴中，因肺主皮毛，肺与大肠相表里，故为治疗皮肤病必取之穴；脾为后天之本，气血生化之源，脾气健旺，则正气存内，邪不可干，交感、皮质下均有健脾助运之功效，揿针留针此二穴可起到扶正祛邪之功。

七、注意事项

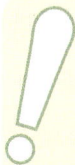

- 避免碰撞，以防出血。
- 保持疣体局部清洁，禁止搔抓，防止继发感染。
- 本病诊治中注意患者神色变化和反应，如出现晕针等不良事件，及时采取相应措施。
- 严重高血压、冠心病患者慎用。孕妇忌用。

第五节　跖疣（掌跖疣）

一、定义

跖疣是一种好发于手指、足趾处的病毒性赘生物。属于古代文献中"跖疣""足瘊"等疾病的范畴。相当于西医的掌跖疣（图6-5-1）。

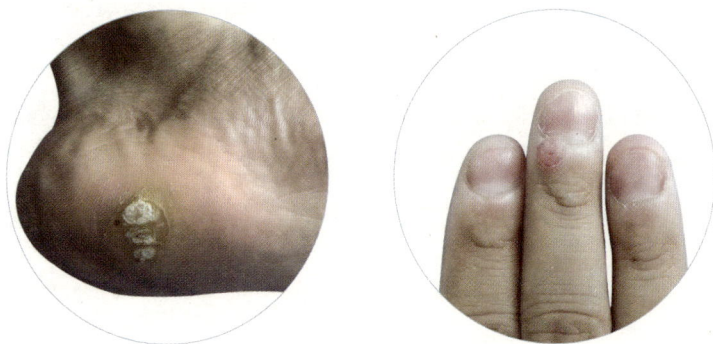

图 6-5-1　跖疣

二、病因病机

本病是由长途跋涉或鞋靴紧小，使足部外伤摩擦或过度受压，而致气滞血瘀，卫外不固，外染邪毒，聚结而成。

三、诊断要点

❶ 本病好发于青壮年，好发于足底、指间及易受外伤的部位，手足多汗者易患本病。

❷ 皮疹为灰褐色或污灰色角化性丘疹，表面粗糙，中央凹陷，外周有略黄色高起的角质环，去除角质后可见疏松的白色乳头状角质物，挑破后易出血。

❸ 数目多时融合成角质斑块，压痛明显。

四、辨证分型

❶ 风热血燥证

结节如豆，坚硬粗糙，色黄或红；舌红、苔薄，脉弦数。

❷ 湿热血瘀证

结节疏松，色灰或褐，舌暗红、苔薄，脉细。

五、揿针治疗

（一）治疗前准备

嘱患者取坐位，充分暴露耳部穴位。

（二）选穴

❶ 体穴：阿是穴（即疣体部位）。

❷ 耳穴（图6-5-2、图6-5-3）：肺、肝、脾、肾上腺、神门、枕、上背、内分泌等。

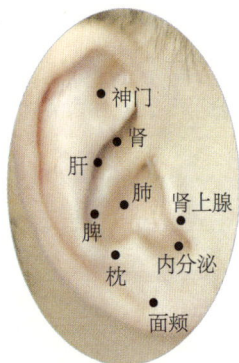

图6-5-2　跖疣耳穴选穴

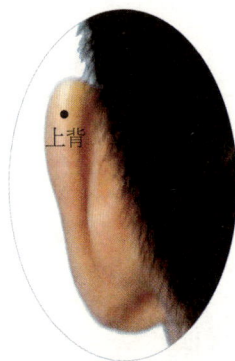

图6-5-3　跖疣耳穴选穴（上背）

（三）操作要点

❶ 用75%酒精棉球消毒疣体及耳廓，将揿针直接埋入疣体部位，肉眼观察耳部穴位区域找出反应点。将揿针对准反应点埋入皮下，有胀痛感即为取穴准确。并嘱患者每天用拇指和食指指腹对应按捏（在早、中、晚饭前半小时及临睡前各按捏1次），其力度以患者有酸痛感为准。每次按捏3~5分钟（耳廓出现热感为止）。

❷ 疗程：每3天更换1次揿针，耳穴每次单侧，两耳交替，共治疗4周。

六、按语

掌跖疣是临床常见的皮肤病，发病率高，因掌跖部多汗及外伤、摩擦而发病，西医学认为是由人类乳头瘤病毒感染引起的皮肤新生物。该病属中医"枯筋箭""牛程蹇""千日疮""疣目"等范畴。中医学认为本病多由风热毒邪搏于肌肤而生；或怒动肝火，肝旺血燥，筋气不荣，肌肤不润，局部气滞血瘀所致。耳与脏腑经络有着密切的关系。各脏腑组织在耳廓均有相应的反应区（耳穴），刺激耳穴对相应的脏腑有一定的调治作用。因此，顽固性掌跖疣采用揿针疗法治疗，主穴取掌跖疣患病部位相应的耳穴和肺穴，配穴选取肝、脾、肾上腺、神门穴，可以调节内部脏腑功能，进而达到治疗疾病的作用。若结合清热解毒、活血化瘀、软坚散结中药则效果更佳。

七、注意事项

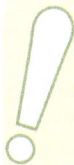

- 避免碰撞，以防出血。
- 保持疣体局部清洁，禁止搔抓，防止继发感染。
- 本病诊治中注意患者神色变化和反应，如出现晕针等不良事件，及时采取相应措施。
- 严重高血压、冠心病患者慎用。孕妇忌用。

第六节　扁瘊（扁平疣）

一、定义

扁瘊是一种好发于颜面、手背、前臂等处的病毒性赘生物。古代文献称之为"扁瘊"。相当于西医的扁平疣（图6-6-1）。

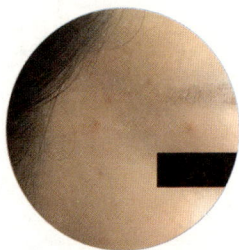

图6-6-1　扁瘊

二、病因病机

本病多因脾不健运，湿浊内生，复感外邪，凝聚肌肤所致，热客于肌表，风毒久留，郁久化热，气血凝滞而发；或肝火妄动，气血不和，阻于腠理而致病。

三、诊断要点

❶ 皮损常见于青年人的面部，手背及前臂、颈部也可发生。

❷ 皮损为正常皮色或浅褐色的帽针头大小或稍大的扁平丘疹。圆形、椭圆形或多角形，表面光滑，境界清楚，散在或密集，常由于搔抓而自体接种，沿抓痕呈串珠状排列。

③ 无自觉症状或偶有痒感，经过缓慢，可自行消退。消退前常出现炎症反应，异常瘙痒，可能复发。

四、辨证分型

❶ 风热蕴结证

皮疹淡红，数目多，口干不欲饮，身热，大便不畅，尿黄。舌红、苔白或腻，脉滑数。

❷ 热瘀互结证

病程较长，皮疹黄褐或暗红，可有烦热。舌暗红、苔薄白，脉沉缓。

五、揿针治疗

（一）治疗前准备

针具、镊子都要常规消毒。嘱患者取侧坐位。

（二）选穴

耳穴（图6-6-2）：肺、内分泌、皮质下、耳部相应部位或者肺、神门、内分泌。

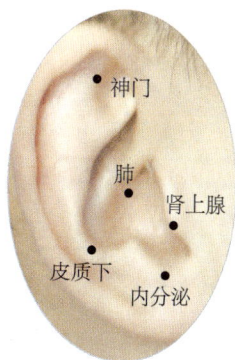

图 6-6-2 扁瘊耳穴选穴

（三）操作要点

1 先用75%酒精棉球消毒穴位，两手各持镊子，将消毒后的揿针分别刺入各穴中，再用0.75cm见方的胶布固定，使之粘贴牢固。嘱患者每日得闲自行按压各针数次。严重者3日换贴1次，一般患者5天换贴1次，两耳交替。

2 疗程：10次/疗程。严重者休息1周后，进行第2个疗程治疗。

六、按语

扁瘊，西医称之为扁平疣，是由人类乳头瘤病毒（HPV）感染引起的皮肤良性赘生物。总由肝经血燥，血不养筋，筋气不荣，风热毒邪，外搏肌肤而生。中医特色疗法揿针采用耳部留针的方式，针对特定耳穴，调节相应脏腑功能，加强疏风清热、化瘀解毒、平肝养血、调和气血的功效，因其"静以留针"可不局限于施用场地，适宜现代人忙碌的生活特点。

七、注意事项

- 埋针处不宜水浸泡。夏季多汗时，要检查埋针处有无汗浸、皮肤发红等。如见发红、疼痛要及时检查，有感染现象立即取针。埋针发生疼痛可以调整针的深度、方向，调整无效时，可能有炎症发生，应取针。
- 患者可以用手指间断按压针柄，以加强刺激量，提高效果，但应注意手的卫生。
- 若埋针处已发生感染，应给予常规外科包扎处理。如有发热等全身反应时，适当给予抗生素或中药清热解毒药治疗。
- 严重高血压、冠心病患者慎用。孕妇忌用。

第七节　手足口毒（手足口病）

一、定义

手足口毒是一种临床上以发热，手、足、口出现丘疱疹或溃疡为特征的病毒感染性疾病。属于中医"手足口毒"的范畴。相当于西医的手足口病（图6-7-1）。

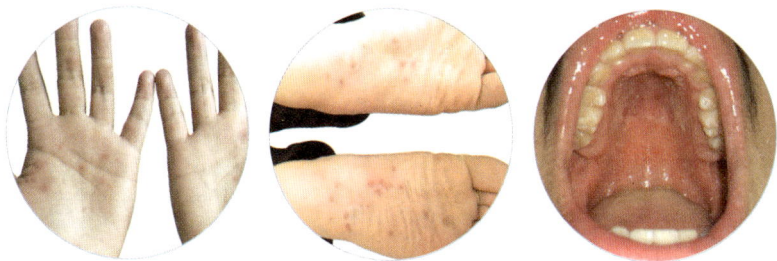

图 6-7-1　手足口毒

二、病因病机

本病由外感时行邪毒所致，其病变脏腑主要在肺、脾。肺主宣发肃降，司呼吸，外合皮毛，开窍于鼻，为水之上源；脾主四肢肌肉，司运化，开窍于口，为水谷之海。时行邪毒由口鼻而入，内犯于肺，下侵于脾，肺脾受损，水湿内停，与时行邪毒相搏，蕴蒸于外，则发生本病。

三、诊断要点

1 幼儿发病，夏、秋季流行，病程大概1周，愈后极少复发。

2 发疹前可有低热、头痛、食欲减退等前驱症状；亦可有高热。

3 皮损初起为小斑疹，很快发展为水疱，疱壁薄，内容澄清，周围有红晕，破后形成糜烂面或浅溃疡。

4 同时发生于手掌、足趾、口腔及臀部，散在分布。

5 临床症状大多轻微，偶有轻度瘙痒。

6 可取疱液或咽拭分离有关病毒，或血清检测柯萨奇病毒抗体滴度。

四、辨证分型

❶ 邪犯肺脾证

前驱症状后出现口腔疱疹，破溃后形成溃疡，疼痛流涎，不欲饮食；手足出现斑丘疹，呈米粒大小，迅速转化为疱疹，疱浆清亮，分布稀疏，疹色红润，根盘红晕不著，发热，流涕，舌质红、苔薄黄腻，脉浮数。

❷ 湿热毒盛证

口腔出现疱疹，并迅速破溃形成溃疡，溃疡灼热疼痛，流涎，拒食；手足出现疱疹，可波及臀部、臂腿部，疱疹分布稠密或成簇出现，疹色紫暗，根盘红晕显著，疱液浑浊，疱疹痛痒；可伴持续高热、烦躁、口臭、口渴，小便黄赤，大便秘结；也有的皮疹稀少，体温不高，精神不振；舌质红绛、苔黄腻，脉滑数。

❸ 邪陷心肝证

壮热持续，烦躁，谵语，精神萎靡，嗜睡，神昏，项强，易惊，肌肉惊跳，抽搐，恶心呕吐；疱疹稠密，疱浆浑浊紫暗，疱疹可形小，或可见疱疹数少甚则无疹；舌质红绛、舌苔黄燥起刺，脉弦数有力，指纹紫滞。

❹ 邪毒侵心证

疱疹渐消，心胸痹痛，心悸怔忡，烦躁不宁，唇甲青紫，面白无华，乏力，多汗，四肢不温；舌质紫暗，脉微或见结代，指纹沉紫。

❺ 邪伤心肺证

身热不退，频咳，喘促，胸闷，心悸，不能平卧，烦躁不安，甚则面色苍白，唇指青紫，咯吐粉红色泡沫样痰；疱疹稠密，疱浆浑浊，疱疹可波及四肢、臀部、肛周，或可见疱疹稀疏；舌质紫暗、舌苔白腻，脉沉迟或脉微欲绝，指纹沉紫。

❻ 湿毒伤络证

一个肢体或多个肢体肌肉松弛无力，非对称性肢体功能障碍，肢体扪之微热，肌肉可有触痛和感觉过敏，震颤，惊惕；疱疹稠密，疱浆浑浊，疱疹可波及肛周、臀部、四肢；可伴低热，呛咳，吞咽困难，跛行，后期肌肉消削，舌质红、苔黄腻，脉濡数或脉数无力，指纹紫。

五、揿针治疗

（一）治疗前准备

依据皮损部位，嘱患者取坐位或卧位，充分暴露疱疹区和治疗穴位部位。

（二）选穴

❶ 体穴（图6-7-2）：大椎、曲池、合谷、天枢、少商、足三里、血海、肺俞、心俞、膈俞及阿是穴。

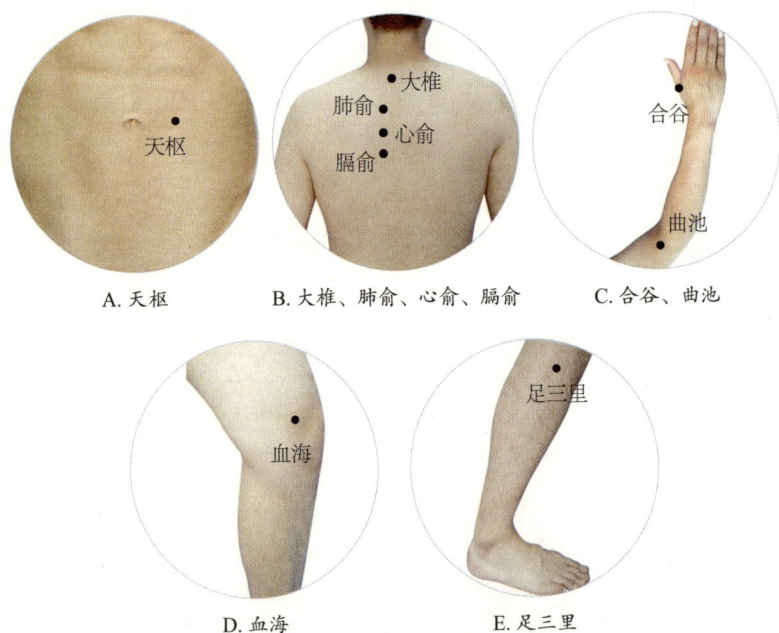

A. 天枢　　　　B. 大椎、肺俞、心俞、膈俞　　　C. 合谷、曲池

D. 血海　　　　E. 足三里

图6-7-2　手足口毒体穴选穴

❷ 耳穴（图6-7-3）：耳尖、皮质
下、肾上腺、脾、心。

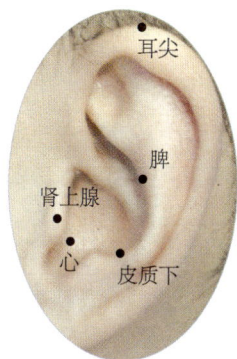

图 6-7-3　手足口毒耳穴选穴

（三）操作要点

❶ 用75%酒精棉球进行重点穴位及耳部局部皮肤消毒后，对相应穴位、疱疹及周围进行围刺。耳穴每次单侧，两耳交替。嘱患者每日按压耳部揿针5次，每次3~5分钟。

❷ 疗程：隔日治疗1次，5次/疗程。

六、按语

　　本病属于中医学"温病""时疫"范畴，属实证、热证，辨证属外感时邪，脾胃蕴热。病位在肺、脾、胃等脏腑，病邪多在气分、营分之间。由于小儿脏腑娇嫩，形气未充，在病理上常表现出肺、脾不足等特点。治以解表宣肺、清热利湿解毒为主。同时按照常规给予静脉抗病毒治疗及常规护理。大椎穴为督脉本经穴，又为诸阳之会，手足三阳与督脉之会，主通一身之阳气，可治邪客于表致三阳经气闭遏之发热；曲池可转化脾土之热，燥化大肠经湿热；合谷为手阳明大肠经原穴，可疏风止痛、通络开窍；少商可清热宣肺、疏解表邪；天枢为大肠经之募穴，是阳明脉气所发，主疏调肠腑、理气行滞，是腹部要穴；足三里可泄阳明热气；血海清血分之热；肺俞解表宣肺；心俞清少阴热；膈俞为血会，宽胸膈、清血热。皮损所在之处，可以看作阿是穴，采用针刺局部及围针治疗，即可达到疏通脉络、调和气血、清泻毒邪的作用。

七、注意事项

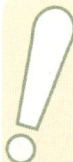

- 严格消毒，防止感染。因耳廓在外，表面凸凹不平，结构特殊，针刺前必须严格消毒，有伤面和炎症部位禁针，针刺后如针孔发红、肿胀应及时涂2.5%碘酒，防止化脓性软骨膜炎的发生。
- 对扭伤和有运动障碍者，进针后宜适当活动，有利于提高疗效。
- 对习惯性流产的孕妇应禁针。
- 患有严重器质性病变和伴有高度贫血者不宜针刺，对严重心脏病、高血压患者不宜行强刺激。
- 揿针治疗时亦应注意防止发生晕针，万一发生应及时处理。

第七章　变应性皮肤病

第一节　湿疮（湿疹）

一、定义

湿疮是一种常见的由于禀赋不耐，因内外因素作用而引起的过敏性炎症性皮肤病。其临床特点为皮损形态多样，对称分布，剧烈瘙痒，有渗出倾向，反复发作，易成慢性等。根据湿疮的不同发病部位及皮损特点，古代文献中又称之为"浸淫疮""血风疮""粟疮""旋耳疮""瘑疮""肾囊风""绣球风""脐疮""四弯风""乳头风"等。本病相当于西医的湿疹（图7-1-1）。

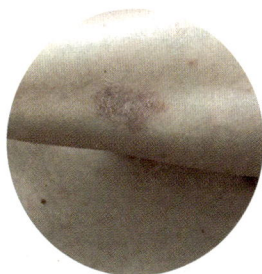

图 7-1-1　湿疮

二、病因病机

湿疮病因复杂，可由多种内、外因素引起。常因禀赋不耐，饮食失节，或过食辛辣刺激荤腥动风之物，脾胃受损，失其健运，湿热内生，又兼外受风邪，内外两邪相搏，风湿热邪浸淫肌肤所致。其发生与心、肺、肝、脾四经关系密切。

三、诊断要点

急性湿疹

❶ 急性发病。

❷ 常对称分布。好发于面、耳、手、足、前臂、小腿等外露部位，严重时可延及全身。

❸ 皮损多形性，可在红斑基础上出现丘疹、丘疱疹及小水疱，集簇成片状，边缘不清。常因搔抓引起糜烂、渗出。如染毒，可有脓疱、脓液及脓痂，臀核肿大。

❹ 自觉剧痒及灼热感。

亚急性湿疹

❶ 急性湿疮经治疗，红肿及渗出减轻，进入亚急性阶段，或由慢性湿疮加重所致。

❷ 皮损以小丘疹、鳞屑和结痂为主，仅有少数丘疱疹和糜烂或有轻度浸润。

3 自觉瘙痒。

慢性湿疹

1 可由急性湿疹反复发作而致或开始即呈慢性。

2 好发于面部、耳后、肘、腘窝、小腿、外阴和肛门等部位，伴剧痒。

3 皮损较局限，肥厚浸润显著，境界清楚，多有色素沉着。

4 病程慢性，常有急性发作。

四、辨证分型

1 湿热蕴肤证

发病快，病程短，皮损潮红，丘疱疹密集，灼热瘙痒剧烈，可伴有心烦口渴，身热不扬，大便秘结，小便黄等。舌红、苔薄白，脉滑或数。

2 脾虚湿蕴证

病程较缓，皮损潮红色淡，有丘疹，鳞屑，瘙痒，抓后糜烂渗出，多伴纳少，腹胀便溏，易疲乏。舌淡胖、苔白腻，脉濡缓。

3 血虚风燥证

迁延日久，反复发作，皮损色暗或伴有色素沉着，或皮损肥厚粗糙，瘙痒剧烈；伴有口干不欲饮，纳差，腹胀；舌淡、苔白，脉弦。

五、揿针治疗

（一）治疗前准备

依据皮损部位，嘱患者取坐位或卧位，充分暴露皮损区域。治疗以结节为单位，局部行常规消毒，治疗手法以辨证分型为依据。

（二）选穴

耳穴（图7-1-2）：风溪、肾上腺、对屏尖、肺、脾。

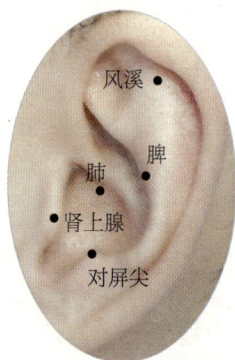

图 7-1-2　湿疮耳穴选穴

（三）操作要点

1 先用75%酒精棉球消毒穴位，两手各持镊子，将消毒后的揿针分别刺入各穴中，再用0.75cm见方的胶布固定，使之粘贴牢固。嘱患者每日得闲自行按压各针数次。严重者3日换贴1次，一般患者5天换贴1次。

2 疗程：10次/疗程。

六、按语

湿疹是由多种内外因素引起的一种具有明显渗出倾向的炎症性皮肤病，伴有明显瘙痒，易复发，严重影响患者的生活质量。中医目前一般认为本病的病因多为禀赋不耐，风、湿、热等外邪相搏，浸淫肌肤；或由饮食失节，脾失健运而致湿热内蕴；或由情志不遂，肝郁脾虚，血热生风；湿疹反复发作，迁延不愈，则耗血伤津致血虚风燥。其中风、湿、热、毒为主要的致病因素，发病机制还与脾虚湿恋、血虚风燥有关。主要选取耳穴风溪、肾上腺、对屏尖、肺、脾。现代研究认为风溪又称过敏区、荨麻疹点，具有止痒、抗过敏作用；肾上腺清热止痛、解痉祛风，有抗风湿、抗过敏、抗休克、抗炎等作用；对屏尖主治哮喘、皮肤瘙痒，因此在治疗过敏性及瘙痒性疾病时具有独特功效，刺激耳部脾、肺穴位具有健脾运湿、疏风解表之效，因此在脾虚湿蕴证及湿热蕴肤证中配合使用可加强湿疹的临床疗效。

七、注意事项

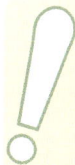

- 穴位、针具、镊子都要常规消毒。
- 埋针处不宜水浸泡。夏季多汗时，要检查埋针处有无汗浸、皮肤发红等。如见发红、疼痛要及时检查，有感染现象立即取针。埋针发生疼痛可以调整针的深度、方向，调整无效时，可能有炎症发生，应取针。
- 患者可以用手指间断按压针柄，以加强刺激量，提高效果。但应注意手的卫生。
- 若埋针处已发生感染，应给予常规外科包扎处理。如有发热等全身反应时，适当给予抗生素或中药清热解毒药治疗。

第二节 瘾疹（荨麻疹）

一、定义

瘾疹是因皮肤上出现鲜红色或苍白色风团，时隐时现，故名。本病以瘙痒性风团，突然发生，迅速消退，不留任何痕迹为特征。常分为急性、慢性两类。急性者，骤发速愈；慢性者，反复发作达数月或更久。古代文献称之为瘾疹。相当于西医的荨麻疹（图7-2-1）。

图 7-2-1 瘾疹
（李铁男团队供图）

二、病因病机

本病总因禀赋不耐，人对某些物质过敏所致。可因外感风寒、风热之邪客于肌表，营卫失和所致；或因饮食不慎，多吃鱼腥海味、辛辣刺激食物，使胃肠积热，湿热内生，复感风邪，内不得疏泄，外不得透达，郁于皮毛腠理间而发；或平素体弱、久病气血耗伤，血虚生风而成；或因七情内伤、外受虚邪贼风侵袭所致；或因药物、生物制品、慢性感染病灶、昆虫叮咬、肠道寄生虫等多种因素所诱发。

三、诊断要点

1 突然出现风团，大小不等，形态各异，境界清楚。

2 发无定处、定时，时隐时现，消退后不留痕迹。

3 剧烈瘙痒，或有烧伤、刺痛感。

4 部分病例可有腹痛腹泻，或气促胸闷，呼吸困难，甚则引起窒息。

5 皮肤划痕试验阳性。

四、辨证分型

❶ 风热证

证候多发于夏、秋季，起病急，风团色红，自觉灼热瘙痒，遇热加重，遇冷减轻；多伴有恶心、心烦、口渴、咽部肿痛。舌质红、苔薄黄，脉浮数。

❷ 风寒证

证候多发于冬、春季，风团色白或淡，遇冷加剧，得热则减轻，自觉瘙痒；可伴有畏寒恶风，口不渴。舌淡红、苔薄白，脉浮。

❸ 气血两虚证

证候风团色淡红，反复发作迁延数月数年，日久不愈，劳累后复发加剧。自觉瘙痒；伴有神疲乏力、失眠多梦。舌质胖淡、苔薄，脉濡细。

❹ 胃肠湿热证

证候风团发生时伴有恶心、呕吐、脘腹疼痛、腹胀、腹泻或大便燥结、神疲纳呆。舌质红、苔黄腻，脉滑数。有的可有肠道寄生虫。

⑤ 冲任不调证

证候风团色暗，时轻时重，多在月经前数天出现，随月经干净而缓解，风团出现与月经周期有关。可伴有经期腹痛，月经不调，面色晦暗。舌色暗或有瘀斑，脉细涩。

五、揿针治疗

（一）治疗前准备

常规消毒针具、镊子。根据选穴嘱患者取合适体位。

（二）选穴

❶ 体穴（图7-2-2）：肺俞、膈俞、大椎。

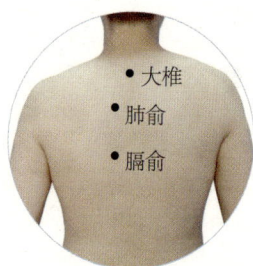

图 7-2-2　瘾疹体穴选穴

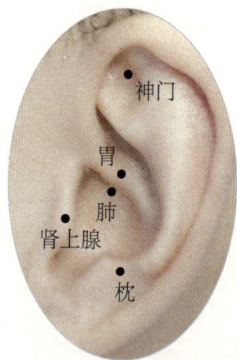

❷ 耳穴（图7-2-3）：神门、胃、肺、肾上腺、枕。

图 7-2-3　瘾疹耳穴选穴

（三）操作要点

1 先用75%酒精棉球消毒穴位，两手各持镊子，将消毒后的揿针分别刺入各穴中，再用0.75cm见方的胶布固定，使之粘贴牢固。嘱患者每日得闲自行按压各针数次。严重者3日换贴1次，一般患者5天换贴1次。

2 疗程：10次/疗程。

六、按语

荨麻疹是一种常见的由多种原因所致皮肤、黏膜小血管反应性扩张及渗透性增加而产生的以局限性水肿反应为表现的瘙痒性过敏性皮肤病。中医认为"瘾疹"的发生与风邪密切相关，可由先天禀赋不足，卫外不固，风邪趁虚而入或表虚不固，风寒风热外袭，或饮食不节，胃肠积热，复感风邪，内不得通、外不得泻，郁于皮毛腠理间而发，此外，七情内伤，肝肾不足致血虚生风，风邪阻于肌肤均可发病。因此，"瘾疹"以风邪为主，与肺、脾、肝、肾密切相关。

大椎为手足三阳经与督脉在体表的交会，以上经脉受邪可以反映在大椎，通过对大椎穴的施治可以治疗各阳经及督脉的病变。各阳经病变导致的营卫不和，气血瘀滞及风邪湿邪侵入腠理易引起"瘾疹"发作，通过针刺大椎可以引起解表、止痒、泻热、祛湿等诸多功效。此外大椎位于督脉，督脉主一身阳气，对平衡机体阴阳维持脏腑功能等具有重要作用。

膈俞乃血会之处，《难经》中便有血病治膈俞的记载，热邪客于血络则易引起血溢脉外现于体表而见发疹、发斑，寒邪入侵腠理而致寒凝血脉则见表皮青紫或瘀斑，刺膈俞可以起到止痒、疏风散邪、泻血热的功效；气血相互依存，气的运行受阻常导致血的运行不畅，针刺膈俞可以达到调气活血的作用，从而使风团消散。

肺俞穴主治表证及脏腑病变，肺主表、主皮，肺为娇脏，外邪侵袭机体时肺易受邪，风邪经肌表入侵，客于肌肤则易出现风疹，此时针刺肺俞也可起到良效。

此外还应与各脏腑穴位相配合，对于寒冷性荨麻疹，可与祛风散寒之药，如桂枝麻黄各半汤联合应用可取得满意的临床疗效。

七、注意事项

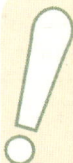

- 穴位、针具、镊子都要常规消毒。
- 埋针处不宜水浸泡。夏季多汗时，要检查埋针处有无汗浸、皮肤发红等。如见发红、疼痛要及时检查，有感染现象立即取针。埋针发生疼痛可以调整针的深度、方向，调整无效时，可能有炎症发生，应取针。
- 患者可以用手指间断按压针柄，以加强刺激量，提高效果。但应注意手的卫生。
- 若埋针处已发生感染，应给予常规外科包扎处理。如有发热等全身反应时，适当给予抗生素或中药清热解毒药治疗。

第三节　四弯风（特应性皮炎）

一、定义

　　四弯风是指发生于四肢弯曲处的瘙痒性皮肤病。以多形性皮损，反复发作，时轻时重，自觉剧烈瘙痒为特征。中医根据皮损形态不同又有"奶癣""浸淫疮""血风疮"之称。本病相当于西医的特应性皮炎，又称异位性皮炎或先天过敏性湿疹（图7-3-1）。

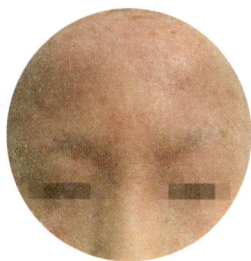

图 7-3-1　四弯风
（李铁男团队供图）

二、病因病机

　　由于先天不足，禀性不耐，脾失健运，湿热内生，复感风湿热邪，蕴聚肌肤而成；或反复发作，病久不愈，耗伤阴液，营血不足，血虚风燥，肌肤失养所致。久病常累及于肾，故在病程中可出现脾肾亏损的证候。

三、诊断要点

　　1 个人或家庭中有遗传过敏史（如哮喘、过敏性鼻炎、遗传过敏性皮炎）。

❷ 婴儿和儿童期皮损多见于面部及四肢伸侧或肘及腘窝，为红斑、丘疹及渗出等多形性损害。

❸ 青年和成人的皮损常为肢体伸侧或屈侧的苔藓样的皮损。瘙痒剧烈，呈慢性复发性过程。

❹ 血嗜酸性粒细胞计数升高，血清中IgE增高可作为辅助诊断。

四、辨证分型

❶ 风湿蕴肤证

皮损以渗出为主，可见丘疹、疱疹，自觉瘙痒剧烈，抓之可糜烂渗液，皮损部潮红，伴神疲、便溏，舌淡、苔薄腻，脉弦滑。

❷ 血虚风燥证

皮损干燥肥厚伴瘙痒，患处可见抓痕、血痂和脱屑，舌淡红、苔剥，脉细弦。

五、揿针治疗

（一）治疗前准备

常规消毒针具、镊子。根据选穴嘱患者取合适体位。

（二）选穴

体穴（图7-3-2）：关元、内关穴。

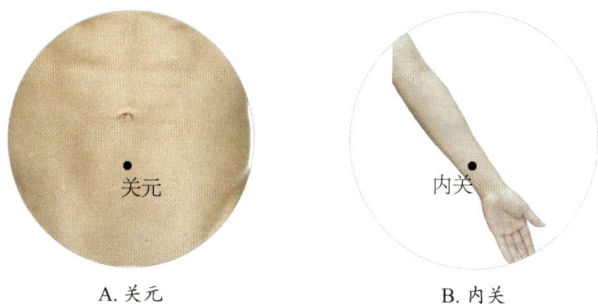

A. 关元

B. 内关

图 7-3-2　四弯风体穴选穴

（三）操作要点

1 先用75%酒精棉球消毒穴位，两手各持镊子，将消毒后的揿针分别刺入各穴中，再用0.75cm见方的胶布固定，使之粘贴牢固。嘱患者每日得闲自行按压各针数次。严重者3日换贴1次，一般患者5天换贴1次。

2 疗程：10次/疗程。

六、按语

中医学认为特应性皮炎的发病与先天禀赋不耐有密切关系，特应性与禀赋不耐的含义在一定程度上是相通的，也类似于体质学说中所指的特禀质和过敏性体质。特应性皮炎的患儿先天禀赋受承于父母，患儿在孕育时期，受母体内外环境因素的影响，母体感受六淫邪气，波及胎儿，故特应性皮炎的发病与先天禀赋密切相关。如《幼科发挥》云："胎禀不足之证，得于父母有生之初……夫男女之生，受气于父，成形于母。故父母强者，生子亦强，父母弱者，生子亦弱。"中医理论则认为"肾为先天之本"，肾中精气的盛衰影响着子代的先天禀赋与生长发育。此外，小儿多为纯阳之体，心火偏亢在小儿特应性皮炎也具有重要作用，此外《素问·至真要大论》谓"诸痛痒疮，皆属于心"，进一步提示以瘙痒为主症的特应性皮炎，其病变与心也密切相关。

关元是任脉的穴位，属元气之所藏，会足太阴经、足少阴经、足厥阴经和任脉。主治中风脱证，肾虚气喘，遗精，阳痿，遗尿，尿频，月经不调，痛经，经闭，带下，崩漏，功能性子宫出血，子宫脱垂，神经衰弱，晕厥，休克等。《图翼》："此穴当人身上下四旁之中，故又名曰大中极，乃男子藏精、女子蓄血之处。"三焦元气所发处，联系命门真阳，为阴中之阳穴。又为小肠之募穴，心与小肠相表里，心移热于小肠，针刺关元可培土清心火，补肾固本，与照海合用，共奏滋阴补肾之功效。

内关属手厥阴心包经之络穴腧穴，为八脉交会穴之一，通阴维脉，用于治疗心绞痛、心肌炎、心律不齐等。《备急千金要方》："凡心实者，则心中暴痛，虚则也烦惕然不能动，失智，内关主之。"《素问·至真要大论》："诸痛疮疡，皆属于心。"心火亢盛，其性炎上，便易动风动血，上炎之心火，与湿邪搏结，蕴结肌肤，则疮疹发作，故取内关，清过盛之心火，活血脉以宁心止痒，起调心佐穴之功能。

七、注意事项

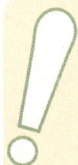

- 穴位、针具、镊子都要常规消毒。
- 埋针处不宜水浸泡。夏季多汗时，要检查埋针处有无汗浸、皮肤发红等。如见发红、疼痛要及时检查，有感染现象立即取针。埋针发生疼痛可以调整针的深度、方向，调整无效时，可能有炎症发生，应取针。

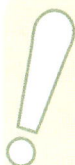

- 患者可以用手指间断按压针柄，以加强刺激量，提高效果。但应注意手的卫生。
- 若埋针处已发生感染，应给予常规外科包扎处理。如有发热等全身反应时，适当给予抗生素或中药清热解毒药治疗。

第四节 接触性皮炎

一、定义

接触性皮炎是由于接触某些外源性物质后，在皮肤黏膜接触部位发生的急性或慢性炎症反应，又称毒性皮炎。本病在中医文献中没有一个统一的病名，而是根据接触物质的不同及其引起的症状特点而有不同的名称，如因漆刺激而引起者，称为"漆疮"；因贴膏药引起者，称为"膏药风"；接触马桶引起者，称为"马桶癣"等（图7-4-1）。

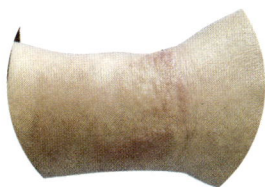

图 7-4-1 接触性皮炎

二、病因病机

本病多由于患者禀赋不耐，皮肤腠理不密，接触某些物质（漆、药物、塑料等），使毒邪侵入皮肤，蕴郁化热，邪热与气血相搏而发病。

三、诊断要点

① 发病前有明显接触史。

② 在接触部位发生境界清楚的急性或慢性皮炎改变，皮损有潮红肿胀、水疱、糜烂、渗出等，边界清楚，形态大小与接触物一致。

③ 自觉瘙痒或灼热，一般无全身症状。

④ 斑贴试验是诊断接触性皮炎最简单可靠的方法。

四、辨证分型

① 风热蕴肤证

起病较急，好发于头面部，皮损色红，肿胀轻，其上为红斑或丘疹，自觉瘙痒、灼热；心烦，口感，小便微黄；舌红、苔薄白或薄黄，脉浮数。

② 湿热毒蕴证

起病急骤，皮损面积广泛，其色鲜红肿胀，上有水疱或大疱，水疱破后则糜烂渗液，自觉灼热瘙痒；伴发热，口渴，大便干，小便短黄；舌红、苔黄，脉弦滑数。

③ 血虚风燥证

病程较长，反复发作，皮损肥厚干燥脱屑，或呈苔藓样变，瘙痒剧烈，可见抓痕及结痂；舌淡红、苔薄，脉弦细。

五、揿针治疗

（一）治疗前准备

常规消毒针具、镊子。根据选穴嘱患者取合适体位。

（二）选穴

❶ 体穴（图7-4-2）：大椎、合谷、血海、膈俞、阿是穴（皮损部位）。

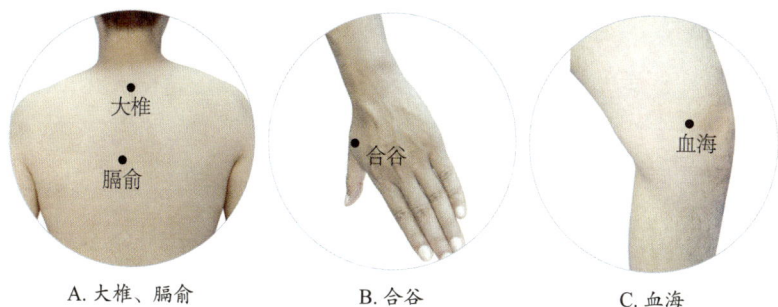

A.大椎、膈俞　　　　B.合谷　　　　C.血海

图 7-4-2　接触性皮炎体穴选穴

❷ 耳穴（图7-4-3）：神门、胃、肺、肾上腺、耳尖。

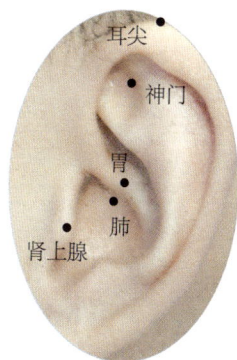

图 7-4-3　接触性皮炎耳穴选穴

（三）操作要点

❶ 先用75%酒精棉球消毒穴位，两手各持镊子，将消毒后的揿针分别刺入各穴中，再用0.75cm见方的胶布固定，使之粘贴牢固。嘱患者每日得闲自行按压各针数次。严重者3日换贴1次，一般患者5天换贴1次。

❷ 疗程：10次/疗程。

六、按语

接触性皮炎是皮肤和外物接触后诱发的急、慢性皮肤炎症反应。包括由化学性刺激引起的刺激性接触性皮炎和Ⅳ型变态反应引起的过敏性接触性皮炎。中医对接触性皮炎病因病机的认识，一般是在先天禀赋不足的基础上，外邪入侵，包括毒火、六淫、虫毒等。对本病的治疗一般在急性期予清热、利湿、解毒，如用化斑解毒汤加减；若久而不消，反复发作，皮损呈慢性干燥者，则治以清热驱风、养阴润燥，如用消风散加减。针刺治疗一般的取穴原则是循经取穴加局部取穴，起到具有活血化瘀、消炎止痛、止痒以及促进创面愈合，控制变态反应、缩短疗程等作用，在祛邪解毒的基础上，着重疏通经络气血，调整体内失常之阴阳使之平衡而邪不可干。

针灸治疗过敏性皮肤病的实验研究中多以急性荨麻疹的治疗为主，选穴也具有多样性，如选用足三里、章门、曲池、合谷、血海、阳陵泉、丰隆、内关、肾俞等。目前虽有关针刺治疗接触性皮炎的鲜有报道。但针刺对组胺、5-羟色胺及肥大细胞有良好的调整作用，能起到很好对抗组胺药物的作用，可有效地治疗红斑、丘疹、肿胀、瘙痒等症状，而这种抗组胺的作用恰是治疗接触性皮炎的关键，这就为针灸治疗过敏性疾患、接触性皮炎提供了理论基础。

七、注意事项

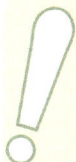

- 穴位、针具、镊子都要常规消毒。
- 埋针处不宜水浸泡。夏季多汗时，要检查埋针处有无汗浸、皮肤发红等。如见发红、疼痛要及时检查，有感染现象立即取针。埋针发生疼痛可以调整针的深度、方向，调整无效时，可能有炎症发生，应取针。
- 患者可以用手指间断按压针柄，以加强刺激量，提高效果。但应注意手的卫生。
- 若埋针处已发生感染，应给予常规外科包扎处理。如有发热等全身反应时，适当给予抗生素或中药清热解毒药治疗。

第五节　激素依赖性皮炎

一、定义

激素依赖性皮炎是由于长期外用皮质类固醇制剂，患处皮肤对该药产生依赖性，从而导致的皮肤非化脓性炎症。本病归属于中医文献中"药毒""热毒""面游风"等范畴。西医多称之为激素依赖性皮炎或激素性皮炎（图7-5-1）。

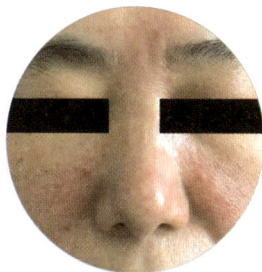

图 7-5-1　激素依赖性皮炎

二、病因病机

中医认为本病是外受药毒之邪，日久郁而化热蕴毒所致，火、热、毒是其主要致病因素。日久热毒伤阴化燥，则皮肤失养。

三、诊断要点

1 半月以上的外用皮质类固醇的长期用药史，即在同一部位长期使用激素外用制剂，特别是强效制剂并形成依赖性。

2 有明显的激素依赖性症状及反跳现象，即停药后发病反跳加重，皮肤发红，灼热和瘙痒严重者出现水肿，重复用药后症状减轻。

3 皮损以红斑、丘疹、干燥及脱屑为基本损害的多样性皮损，难以用其他皮肤病解释者。

四、辨证分型

1 风热蕴肤证

急性发病期，皮肤红斑，细血管扩张或可见散在丘疹，皮肤肿胀，自觉灼热痒痛感，舌淡、苔薄白或黄，脉浮数。

2 正虚毒恋证

病情迁延日久，皮肤菲薄、潮红、干燥并自觉紧绷感，多伴心烦，舌红、苔薄，脉细数。

五、揿针治疗

（一）治疗前准备

常规消毒针具、镊子。根据选穴嘱患者取合适体位。

（二）选穴

❶ 体穴（图7-5-2）：外关、曲池、风池、风府、大椎。

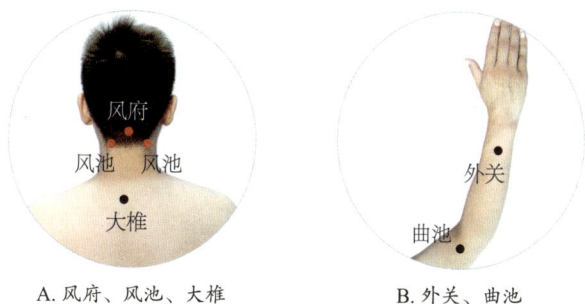

A. 风府、风池、大椎   B. 外关、曲池

图 7-5-2　激素依赖性皮炎体穴选穴

❷ 耳穴（图7-5-3）：神门、心、肺、肝。

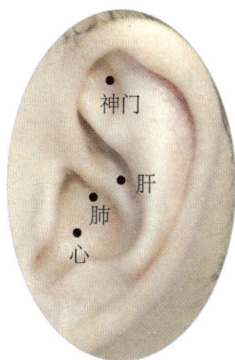

图 7-5-3　激素依赖性皮炎耳穴选穴

（三）操作要点

1 先用75%酒精棉球消毒穴位，两手各持镊子，将消毒后的揿针分别刺入各穴中，再用0.75cm见方的胶布固定，使之粘贴牢固。嘱患者每日得闲自行按压各针数次。严重者3日换贴1次，一般患者5天换贴1次。

2 疗程：10次/疗程。

六、按语

激素的长时间外用，可以导致体内药毒的存留，侵于肌肤腠理之间，使得经络运行不畅，营卫失调，卫外不固，风邪趁虚而入，内有蕴积之药毒，外有入侵之邪气，内外合邪，郁而化热生斑。因此临床多用疏风清热凉血之法，外关、曲池、风池、风府、大椎均有疏风清热之效，同时可结合各脏腑的耳穴随症加减，此外在临床应用中可结合放血疗法以及如凉血五花汤等清热凉血之方协同运用方可取得较为满意的疗效。

七、注意事项

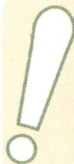

- 穴位、针具、镊子都要常规消毒。
- 埋针处不宜水浸泡。夏季多汗时，要检查埋针处有无汗浸、皮肤发红等。如见发红、疼痛要及时检查，有感染现象立即取针。埋针发生疼痛可以调整针的深度、方向，调整无效时，可能有炎症发生，应取针。

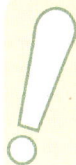

- 患者可以用手指间断按压针柄，以加强刺激量，提高效果。但应注意手的卫生。
- 若埋针处已发生感染，应给予常规外科包扎处理。如有发热等全身反应时，适当给予抗生素或中药清热解毒药治疗。

第八章 神经精神功能障碍性皮肤病

第一节 牛皮癣（神经性皮炎）

一、定义

牛皮癣是一种患部皮肤状如牛项之皮，肥厚而且坚硬的慢性瘙痒性皮肤病。在中医古代文献中，因其好发于颈项部，称之为"摄领疮"；因其缠绵顽固，亦称为"顽癣"。本病相当于西医的神经性皮炎（图8-1-1）。

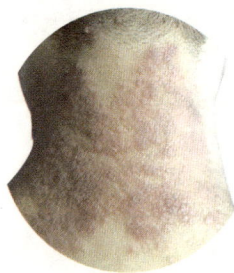

图 8-1-1　牛皮癣

二、病因病机

本病初起为风湿热邪阻滞肌肤，以致营血失和，经气失疏，日久血虚风燥，肌肤失养，以致本病发生。再者情志郁闷，衣领拂着，搔抓，嗜食辛辣、醇酒、鱼腥发物等皆可诱发或使本病病情加重。

三、诊断要点

1 限局性好发于项部及骶尾部、四弯，而播散性分布较广泛，以头面、四肢、腰部为多见。

2 局部皮肤先有痒感，因搔抓局部出现发亮的扁平丘疹，并迅速融合发展为苔藓样变。

3 病变处通常无色素沉着，多对称分布、剧痒。

4 本病常呈慢性反复发作。

四、辨证分型

❶ 风湿热蕴证

皮损淡褐色片状，粗糙肥厚，剧痒时作，夜间尤甚。舌质淡红、苔薄白或白腻，脉濡缓。

❷ 肝郁化火证

皮疹色红，伴心烦易怒，失眠多梦，眩晕，心悸，口苦咽干。舌边尖红，脉弦数。

❸ 血虚风燥证

皮损色白或灰白，状如枯木，肥厚粗糙似牛皮；心悸怔忡，失眠健忘，女子月经不调。舌质淡、苔薄，脉沉细。

五、揿针治疗

（一）治疗前准备

依据皮损部位，嘱患者取坐位或卧位，充分暴露皮疹区。治疗以皮损为单位，局部行常规消毒，以皮损处局部阿是穴为主。

（二）选穴

❶ 体穴：阿是穴、曲池、血海、合谷（图8-1-2）。风湿热蕴证可选取大椎、曲池、列缺、合谷（图8-1-3）。肝郁化火证可选取神门、四神聪、上星、百会（图8-1-4）。血虚风燥证可选取血海、三阴交、足三里、风市等（图8-1-5），临证加减。

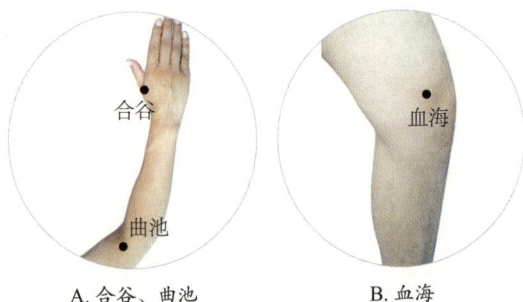

A.合谷、曲池　　　　B.血海

图 8-1-2　牛皮癣体穴选穴

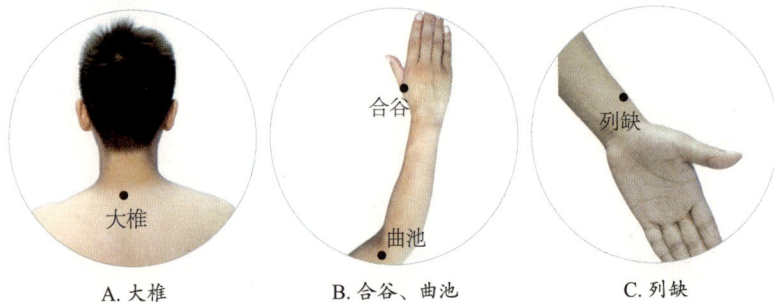

A.大椎　　　　B.合谷、曲池　　　　C.列缺

图 8-1-3　牛皮癣体穴选穴（风湿热蕴证）

A. 百会、四神聪　　　　　　B. 上星　　　　　　　C. 神门

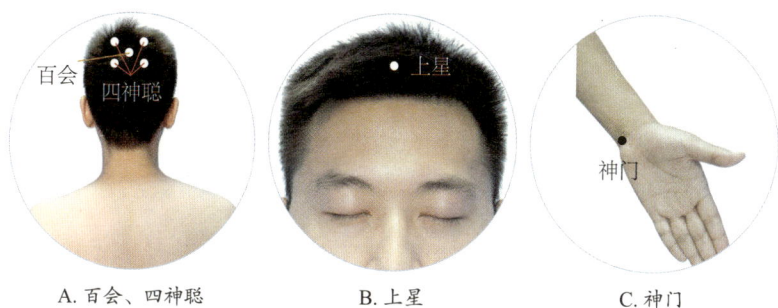

图 8-1-4　牛皮癣体穴选穴（肝郁化火证）

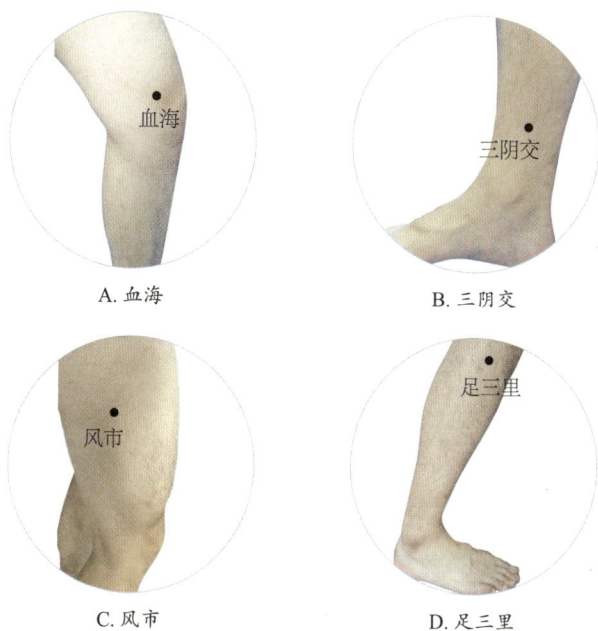

A. 血海　　　　　　　　　　　B. 三阴交

C. 风市　　　　　　　　　　　D. 足三里

图 8-1-5　牛皮癣体穴选穴（血虚风燥证）

❷ 耳穴（图 8-1-6、图 8-1-7）：可选取腮腺、肺、枕、肾上腺、神门、心、肾、肝、内分泌、三焦，上中下背穴等，临证加减。

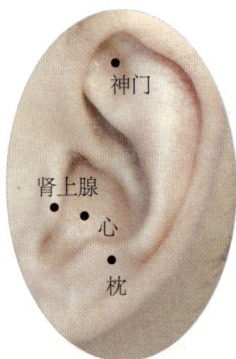

图 8-1-6　牛皮癣耳穴选穴①

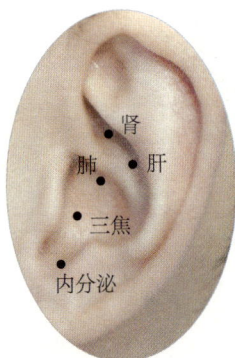

图 8-1-7　牛皮癣耳穴选穴②

（三）操作要点

❶ 先用75%酒精棉球消毒穴位，两手各持镊子，将消毒后的揿针分别刺入各穴中，再用0.75cm见方的胶布固定，使之粘贴牢固。嘱患者每日得闲自行按压各针数次。严重者3日换贴1次，一般患者5日换贴1次。

❷ 疗程：10次/疗程。

六、按语

神经性皮炎属于中医学的"牛皮癣"范畴，对其认识在古代医籍中有较多的论述，根据其发病特点，皮损状如牛领之皮，厚而且坚，故有是称。《外科正宗》中记述"如牛项之皮，顽硬且坚，抓之如朽木"。《诸病源候论》记之"摄领疮……生于颈上痒痛，衣领拂着即发"。《儒门事亲》《本草纲目拾遗》等还有关于针灸方法治疗顽癣的记载。神经性皮炎的发生多因情绪波动、精神抑郁、紧张状态、性情急躁导致内伤气血，化热化火，热伏营血则血热，日久耗伤阴液，生风生燥。肌肤失去润养则皮肤干燥、粗糙、瘙痒无度。因此情志内伤、营血失和、经脉失疏是本病内因，也是发病的关键。风邪侵扰蕴于肌肤是本病的外因。《素问·皮部论》："凡十二经络脉者，皮之部也。是故百病之始生也，必先于皮毛。"十二皮部与经络、脏腑联系密切，依据这一理论，采用揿针治疗神经性皮炎，可改善局部的血液循环，疏通经络，调和气血，养心安神。气血和则经脉通，血随气行内养脏腑、外荣肌肤以达到疹消痒止的目的。肺主一身之表，合于皮毛，故取肺穴疏通肌表，运行气血，疏风清热；取枕穴有安神、镇静、止痒之效；内分泌有调节内分泌紊乱及抗过敏、止痒作用；神门能镇静、安神、止痛、抗过敏；肾上腺穴能调节肾上腺和肾上腺皮质激素的功能，能抗过敏、消炎，收缩和舒张血管；腮腺穴可祛风止痒、抗炎；上、中、下背穴均有较好的止痒作用并使治疗直达病所。诸穴合用，标本兼顾，其病可愈。

七、注意事项

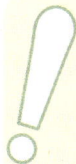

- 皮损呈糜烂、渗出状态避免使用揿针。
- 皮损局部存在细菌、真菌感染或皮损发生在面部或薄嫩处避免使用揿针。
- 具有严重精神、免疫、血液、心脑、肝肾等重大疾病、妊娠、哺乳期妇女避免使用揿针。

第二节　顽湿聚结（结节性痒疹）

一、定义

顽湿聚结是一种以皮肤结节损害、剧烈瘙痒为特征的慢性、炎症性、瘙痒性皮肤病。以皮肤结节损害，剧烈瘙痒为特征。古代文献亦称之为"马疥"。本病相当于西医的结节性痒疹（图8-2-1）。

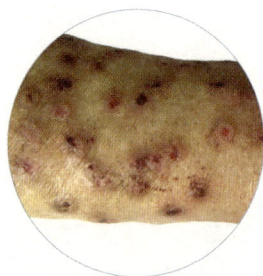

图 8-2-1　顽湿聚结
（李铁男团队供图）

二、病因病机

本病多因体内蕴湿，兼感外邪风毒，或昆虫叮咬，毒汁内侵，湿邪内毒凝聚。经络阻隔，气血凝滞，形成结节而作痒。少数或因忧思郁怒，七情所伤，冲任不调，营血不足，脉络瘀阻，肌肤失养所致。

三、诊断要点

❶ 多见于中老年，又以妇女多见。

❷ 好发于四肢伸侧，且小腿伸侧最为常见。

③ 典型皮损为疣状结节性损害，周围皮肤有色素沉着或增厚，成苔藓样变。且结节一般不相融合，孤立存在。

④ 自觉剧烈瘙痒，夜间及精神紧张尤甚。

⑤ 可伴有昆虫叮咬史。

四、辨证分型

❶ 湿热风毒证

结节呈紫红或灰褐结节，散在孤立分布，触之坚实粗糙，剧烈瘙痒。可见心烦口渴，大便秘结，小便黄等。舌红、苔薄白，脉滑。

❷ 血虚风燥证

结节呈紫红或紫褐，皮肤肥厚干燥，瘙痒呈阵发性发作。舌暗、苔薄，脉涩。

五、揿针治疗

（一）治疗前准备

依据皮损部位，嘱患者取坐位或卧位，充分暴露皮损区域。治疗以结节为单位，局部行常规消毒，治疗手法以辨证分型为依据。

（二）选穴

❶ 体穴（图8-2-2）：阿是穴（局部皮损处）、百虫窝。湿热风毒证可选取曲池、阴陵泉、丰隆。血虚风燥证可选取血海、足三里等，临证加减。

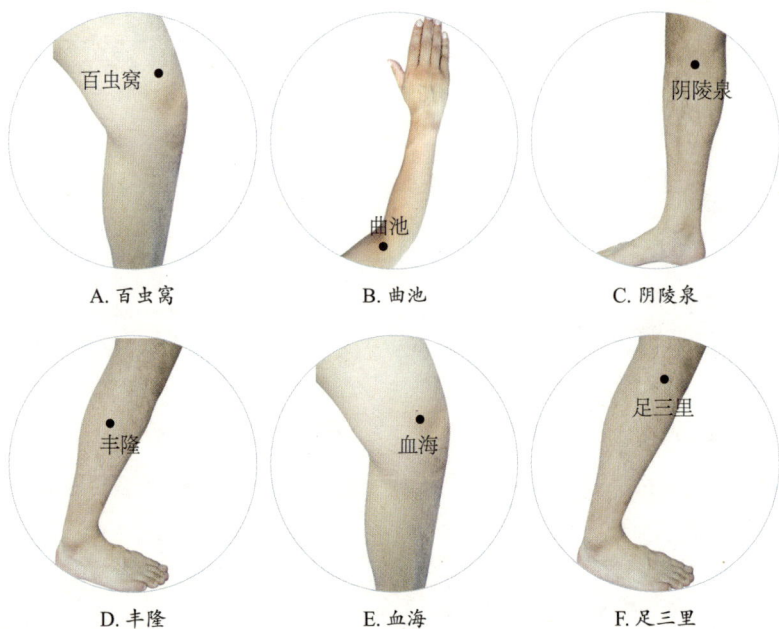

A. 百虫窝　　　　B. 曲池　　　　C. 阴陵泉

D. 丰隆　　　　E. 血海　　　　F. 足三里

图 8-2-2　顽湿聚结体穴选穴

❷ 耳穴（图8-2-3）：交感、神门、脾、肝等，临证加减。

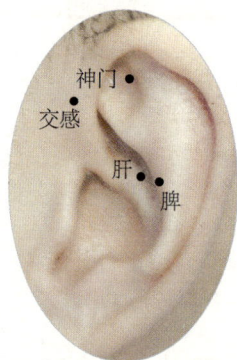

图 8-2-3　顽湿聚结耳穴选穴

（三）操作要点

❶ 先用75%酒精棉球消毒穴位，两手各持镊子，将消毒后的揿针分别刺入各穴中，再用0.75cm见方的胶布固定，使之粘贴牢固。嘱患者每日得闲自行按压各针数次。严重者3日换贴1次，一般患者5日换贴1次。

❷ 疗程：10次/疗程。

六、按语

结节性痒疹的形成是由于内在机体功能失调致使皮肤局灶性的肥厚、角化增生，中医认为脾虚湿热为内在病根，外感毒邪，则内毒外邪结聚肌表，故称"顽湿结聚"。中医外治特色疗法揿针疗法针对阿是穴（结节处）治疗。阿是穴是内在脏腑功能失调的外在反应点，也是局部组织气血凝滞，经络受阻最集中的地方。针刺阿是穴即"急则治其标"，速刺皮损局部，直接疏泄腠理，使风邪从表而出。"缓则治其本"，根据分型辨证取穴，刺激经络穴位调理脏腑功能，调节气血，气机升降自如，清浊自分，气机调畅，气为血之帅，则气血顺行，诸邪易去，通过调节内在脏腑的功能减少疾病的复发。现代研究机制认为阿是穴为局部炎症反应和整体神经体表投射点，故针刺刺激可改善局部循环，减轻局部炎症反应，发挥止痒的功效。揿针的优势在于作用持久，疏通局部经络，运行气血，血液输布运行通畅，肌表腠理得其濡养，促进皮肤修复，故能缩短病程。曲池为手阳明大肠经合穴，肺与大肠相表里，善治皮肤瘙痒之肌表疾患。百虫窝主治风湿痒疹，是治疗皮肤瘙痒的经验穴，有疏通经络、行气活血、消壅行滞及止痒之功。针刺血海确能改善患者的血瘀状态，且作用明显而平稳。围刺针法，往往能起到祛瘀生新、调理气血、疏通经脉的作用，能沟通局部各经脉、络脉和皮部联系，使正盛邪去，疾病康复。

七、注意事项

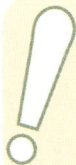

> !
> ● 治疗部位结束后24小时禁止沾水。
> ● 密切注意治疗部位有无异常红肿和液体渗出，预防感染。
> ● 本病诊治中注意病情变化，严重高血压、冠心病患者慎用。孕妇忌用。

第三节　风瘙痒（皮肤瘙痒症）

一、定义

> 风瘙痒是一种无原发性皮肤损害，仅以皮肤瘙痒为临床表现的皮肤病。临床上一般分为局限性和泛发性两种，局限性以阴部、肛门周围多见，泛发性可泛发全身。中医学又称之为"痒风""血风疮"等。本病相当于西医的皮肤瘙痒症。

二、病因病机

本病可由多种内外因素所致。凡禀赋不耐，素体血热，外感风邪侵袭；久病体虚，气血不足，血虚生风；饮食及情志失调；皮毛、羽绒等衣物接触、摩擦等原因均可导致本病的发生。

三、诊断要点

① 无原发性皮肤损害。

② 全身性或局限性阵发性剧烈瘙痒，夜间尤甚。

③ 患处可出现继发性皮肤损害，如抓痕、血痂、色素沉着以及皮肤肥厚粗糙甚至苔藓样变等。

④ 慢性病程，部分患者与季节气候变化、精神紧张、饮食刺激、衣物摩擦等关系明显。

⑤ 长期顽固性瘙痒患者，应作进一步全身检查，注意排除肿瘤、糖尿病等疾病。

四、辨证分型

❶ 风热血热证

病属新起，一般以青年患者多见，皮肤瘙痒剧烈，遇热加重，皮肤抓破后有血痂；伴心烦，口渴，便干，溲赤。舌质红、舌苔薄黄，脉浮数。

❷ 湿热内蕴证

瘙痒不止，抓破后滋水淋漓，继发感染或湿疹样变；伴口干口苦，胸胁胀满，胃纳不香，大便燥结，小便黄赤。舌质红、舌苔黄腻，脉滑数或弦数。

❸ 血虚肝旺证

病程日久，以老年患者多见，皮肤干燥，可有脱屑，抓破后血痕累累；伴头晕眼花，失眠多梦。舌质红、舌苔薄，脉细数或弦数。

五、揿针治疗

(一) 治疗前准备

常规消毒针具、镊子。根据选穴嘱患者取合适体位。

(二) 选穴

❶ 体穴：风池、曲池、合谷、血海、足三里、三阴交（图7-6-1）。血虚肝旺证可选取肝俞、太冲、膈俞、风门（图7-6-2）；风热血热证可选取风门、膈俞（7-6-3）等，临证加减。

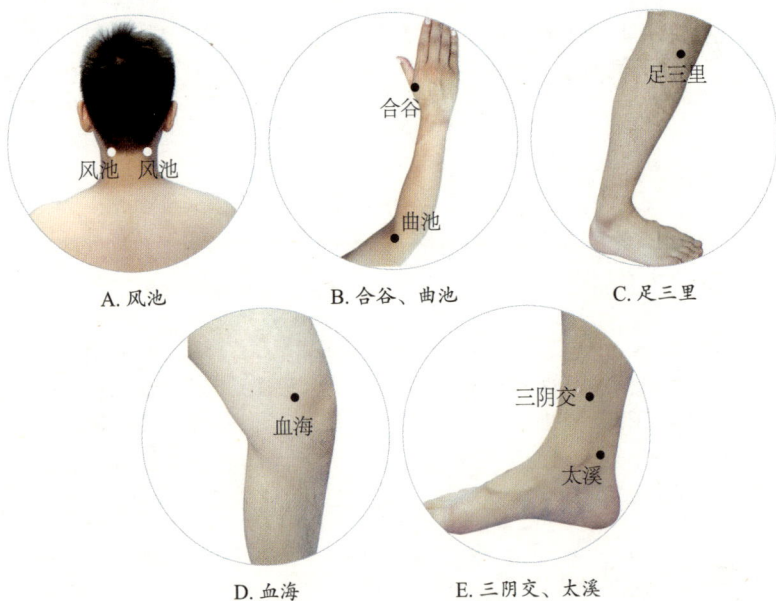

A. 风池　　　　　B. 合谷、曲池　　　　　C. 足三里

D. 血海　　　　　E. 三阴交、太溪

图 8-3-1　风瘙痒体穴选穴

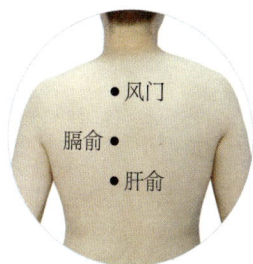

A. 风门、膈俞、肝俞

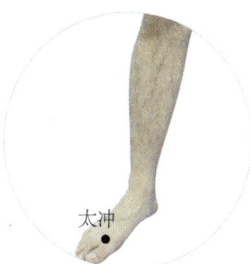

B. 太冲

图 8-3-2　风瘙痒体穴选穴（血虚肝旺证）

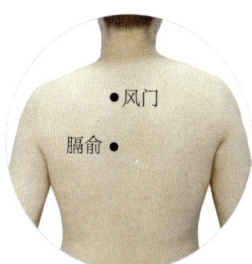

图 8-3-3　风瘙痒体穴选穴（风热血热证）

❷ 耳穴（图7-6-4、图7-6-5）：可选耳部神门、内分泌、肺、肾上腺、风溪、大肠、脾、肾、心、枕、皮质下等，临证加减。

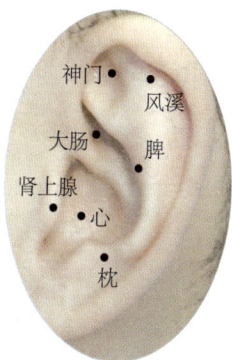

图 8-3-4　风瘙痒耳穴选穴①

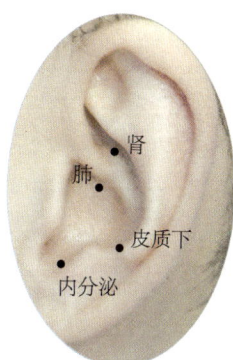

图 8-3-5　风瘙痒耳穴选穴②

（三）操作要点

❶ 先用75%酒精棉球消毒穴位，两手各持镊子，将消毒后的揿针分别刺入各穴中，再用0.75cm见方的胶布固定，使之粘贴牢固。嘱患者每日得闲自行按压各针数次。严重者3日换贴1次，一般患者5日换贴1次。

❷ 疗程：10次/疗程。

六、按语

风瘙痒是一种无原发性皮损,仅以皮肤瘙痒为临床表现的一种瘙痒性皮肤病。对于各种原因引起的皮肤瘙痒可采取针刺脾经、大肠经及合理配穴治疗。手阳明大肠经腧穴常可应用于皮肤病及热病的治疗,配合足太阴脾以养血和血,诸穴配合可起到养血疏风、清热止痒之效,以治疗由于各种原因导致的皮肤瘙痒常可取得较好的疗效。耳穴贴压肺、风溪、大肠以增其卫外固表、疏风散寒之力;合以神门、枕、皮质下、内分泌、肾上腺穴以镇静、抗敏、止痒。二法同用,相得益彰。皮肤瘙痒症多因血虚化燥生风,肌肤失养则发瘙痒,是本虚标实之证。治宜养血润燥,疏风止痒。方中曲池、合谷祛风养血,是治疗皮肤瘙痒的要穴;中医认为"治风先治血,血行风自灭",故取血海以滋阴润燥,养血祛风止痒;风池为足少阳胆经与阳维脉之会,可治一切因风所致的疾患,且与曲池、血海相配,为活血祛风之验方;现代研究表明,针刺曲池、合谷、血海、足三里、三阴交等穴,能增强机体免疫能力,抑制抗原抗体反应,阻止组胺和缓激肽等介质的释放。故针灸治疗老年性皮肤瘙痒症操作简单,效果显著,复发率低,且无毒副作用,值得推广。

七、注意事项

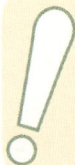

- 穴位、针具、镊子都要常规消毒。
- 埋针处不宜水浸泡。夏季多汗时,要检查埋针处有无汗浸、皮肤发红等。如见发红、疼痛要及时检查,有感染现象立即取针。埋针发生疼痛可以调整针的深度、方向,调

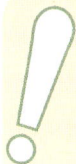

整无效时，可能有炎症发生，应取针。

- 患者可以用手指间断按压针柄，以加强刺激量，提高效果。但应注意手的卫生。

- 若埋针处已发生感染，应给予常规外科包扎处理。如有发热等全身反应时，适当给予抗生素或中药清热解毒药治疗。

物理性皮肤病

日晒疮（日光性皮炎）

一、定义

日晒疮是由于强烈日光照射后在照射部位出现红斑、水肿、水疱和色素沉着、脱屑的一种急性炎症性皮肤病。属于古代文献中"日晒疮"范畴。本病相当于西医的日光性皮炎，又称日晒伤、晒斑、日光红斑、日光水肿（图9-1-1）。

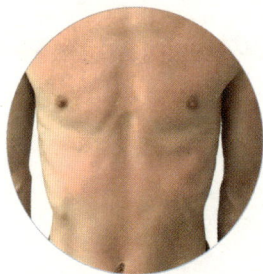

图 9-1-1　日晒疮

二、病因病机

本病多因禀赋不耐，皮肤腠理不密，又遇阳光曝晒，毒热蕴结于皮肤，不得外泄而发。

三、诊断要点

1 多发于春夏季节。

2 有日光曝晒史。

3 局部皮肤于日晒后出现境界清楚的红斑，颜色鲜红，严重者可出现水疱、破裂、糜烂；随后红斑颜色逐渐变暗、脱屑，留有色素沉着或减退。

4 自觉烧灼感或刺痛感，常影响睡眠。

5 个别患者可伴发眼结膜充血、眼睑水肿；日晒面积广时，可引起发热、畏寒、头痛、乏力、恶心等全身症状。

四、辨证分型

1 阳毒袭表证

曝晒后皮肤出现鲜红色斑，境界鲜明，灼热疼痛，触之痛甚；伴口渴喜冷，低热乏力；舌质红、苔薄黄，脉浮数。

2 热毒炽盛证

红斑水肿色深，继而出现水疱、大疱、糜烂、渗液、烧灼疼痛或刺痛难忍；伴发热口渴、头痛、头晕、呕吐不适，甚或神昏谵语。

五、揿针治疗

（一）治疗前准备

依据皮损部位，嘱患者取坐位或卧位，充分暴露施术部位。局部行常规消毒，治疗手法以辨证分型为依据。

（二）选穴

❶ 体穴（图9-1-2、图9-1-3）：阿是穴（局部皮损处）、曲池、列缺、合谷、血海、足三里、三阴交、风市、大椎、驷马上（董氏奇穴）、驷马中（董氏奇穴）、驷马下（董氏奇穴）、肩中（董氏奇穴）等，临证加减。

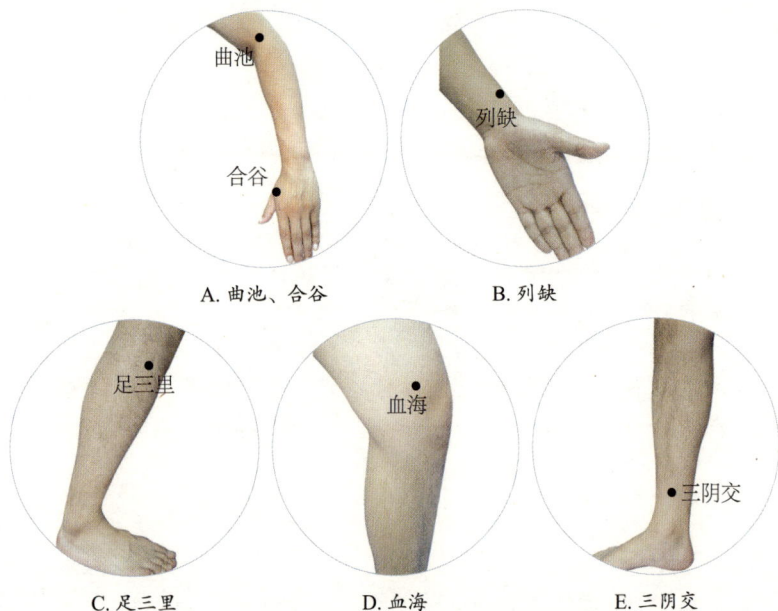

A. 曲池、合谷

B. 列缺

C. 足三里

D. 血海

E. 三阴交

图9-1-2　日晒疮体穴选穴①

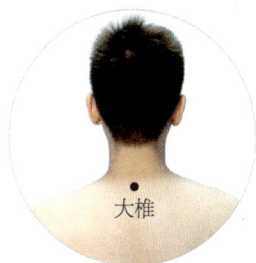

A. 大椎

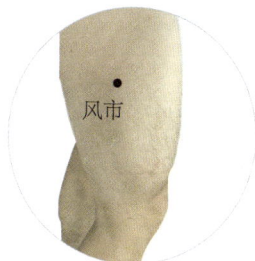

B. 风市

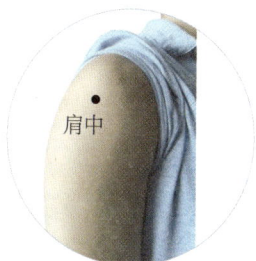

C. 肩中

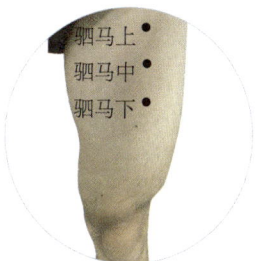

D. 驷马上、驷马中、驷马下

图 9-1-3　日晒疮体穴选穴②

❷ 耳穴（图9-1-4、图9-1-5）：神门、肝、脾、肺、血液点、激素点、肾上腺等，临证加减。

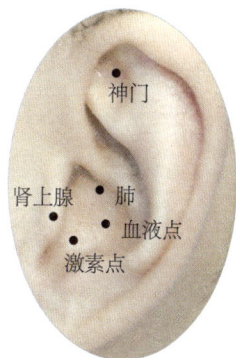

图 9-1-4　日晒疮耳穴选穴①

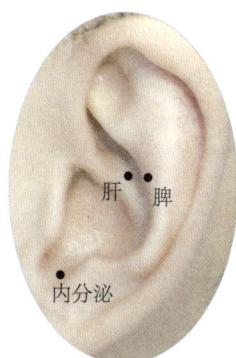

图 9-1-5　日晒疮耳穴选穴②

（三）操作要点

❶ 先用75%酒精棉球消毒穴位，两手各持镊子，将消毒后的揿针分别刺入各穴中，再用0.75cm见方的胶布固定，使之粘贴牢固。嘱患者每日得闲自行按压各针数次。严重者3日换贴1次，一般患者5日换贴1次。

❷ 疗程：10次/疗程。

六、按语

日晒疮是皮肤受到中波紫外线过度照射后，局部发生急性光毒性反应造成的红斑损害。中医认为日光性皮炎是由于皮肤"腠理不密，外受暑毒"，热毒在体内流窜，瘀积在皮毛，气滞血瘀而引起的。耳穴贴压之所以有疗效，是因为耳朵上的很多穴位与脏腑经络有密切联系。通过刺激穴位，疏通经络，调理气血，活血化瘀，清热解毒，祛腐生新，从而达到改善皮肤状态的作用。针灸局部病变围刺引阳毒外出，合谷、曲池为手阳明经穴，阳明经多气多血，二穴有清热散风止痒作用以治标；列缺为手太阴肺经络穴，联络表里，又肺主皮毛；血海、三阴交为足太阴脾经穴，具有健脾利湿功效以治本，且血海有清热滋阴、养血祛风、调血之功；足三里为足阳明经合穴，调理脾胃，培补后天以治本；合谷配三阴交，一气一血，曲池配血海，为治疗皮肤病之对穴；风市具有祛风化湿止痒之效，其位置与董氏奇穴之中九里相符，主治风疹瘙痒极有效，驷马上、中、下三穴合称驷马三穴，治疗皮肤敏感，董氏用其治疗各类皮肤病有特效，肩中为董氏奇穴，主治颈项皮肤病有特效；大椎具有通经泻热作用，疏通气血之壅滞，使邪气随血而出。《杂病源流犀烛》："五脏六腑十二经脉有终于耳者……"耳穴神门、血液点、激素点、肾上腺改善患者的过敏体质，解除其变态反应。肝藏血，脾统血，肺主皮毛，针刺可调节内脏功能，又可行气活血，从而改善新陈代谢，使皮损消除。此外本病的预防也很重要，既巩固疗效又防止复发。

七、注意事项

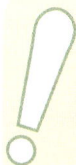

- 治疗部位结束后24小时禁止沾水。
- 密切注意治疗部位有无异常红肿和液体渗出，预防感染。
- 本病诊治中注意病情变化，有严重内科疾病者慎用。孕妇忌用。
- 尽量减少日光照射。
- 注意饮食营养的均衡。少食用油腻、甜食及刺激性食物，戒烟、酒。多吃维生素丰富的食物可以增强机体免疫能力。

第十章

红斑鳞屑性皮肤病

第一节 白疕（银屑病）

一、定义

　　白疕是一种以红斑、丘疹、鳞屑为主要表现的慢性复发性炎症性皮肤病。其临床特点是在红斑基础上覆以多层银白色鳞屑，刮去鳞屑有薄膜及点状出血点。古代文献记载有"松皮癣""干癣""蛇虱""白壳疮"等病名。本病相当于西医的银屑病（图10-1-1）。

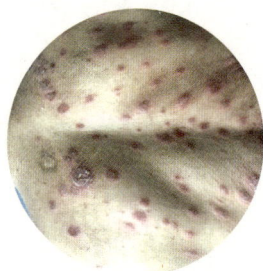

图 10-1-1　白疕

二、病因病机

　　本病总因营血亏损，血热内蕴，化燥生风，肌肤失于濡养所致。初期多为风寒或风热之邪侵袭肌肤，以致营卫失和，气血不畅，阻于肌表；或兼湿热蕴积，外不能宣泄，内不能利导，阻于肌表而发。病久多为气血耗伤，血虚风燥，肌肤失养；或因营血不足，气血循行受阻，以致瘀阻肌表而成；或禀赋不足，肝肾亏虚，冲任失调，营血亏损，而致本病。

三、诊断要点

① 红斑或丘疹上覆有厚层银白色鳞屑，抓之脱落，露出薄膜，刮之有出血点，即可诊断为寻常型银屑病。

② 有寻常型银屑病的皮疹，兼有密集米粒大小的脓疱，脓液培养无细菌生长，或伴有发热等全身症状，即为脓疱型银屑病。

③ 有银屑病史或有其皮疹，伴有关节炎症状，远端小关节症状明显，但类风湿因子阴性者，可诊断为关节病型银屑病。

④ 全身皮肤弥漫性潮红、浸润肿胀，伴有大量脱屑，可见片状正常皮肤（皮岛），表浅淋巴结肿大，血白细胞计数增高，全身症状明显者，可诊断为红皮病型银屑病。

四、辨证分型

① 血热证

皮损鲜红，新出皮疹不断增多或迅速扩大，瘙痒较重。可伴有心烦易怒，咽部充血、口干、小便黄、大便干。舌质红或绛，脉弦滑或数。

② 血燥证

皮损淡红，鳞屑干燥，瘙痒明显。伴有口干咽燥，舌质淡、舌苔少或红而少津，脉细或细数。

❸ 血瘀证

皮损暗红、肥厚浸润，经久不退。女性可见月经色暗或有瘀块。舌质紫暗或有瘀点、瘀斑，脉涩或细缓。

❹ 毒热炽盛证

多见于红皮病型或泛发性脓疱型。全身皮肤潮红、肿胀，大量脱皮，或有密集小脓疱，灼热痒痛；伴有壮热、畏寒、头痛、口干、便干溲赤；舌红绛、苔黄腻或苔少，脉弦滑。

❺ 风湿阻络证

多见于关节型。红斑浸润，鳞屑黏腻，伴有关节疼痛，或有关节肿胀，舌质淡红、苔腻，脉滑。

五、揿针治疗

（一）治疗前准备

常规消毒针具、镊子。根据选穴嘱患者取合适体位。

（二）选穴

❶ 体穴（图10-1-2）：大椎、脾俞、肺俞、膈俞、合谷、足三里。

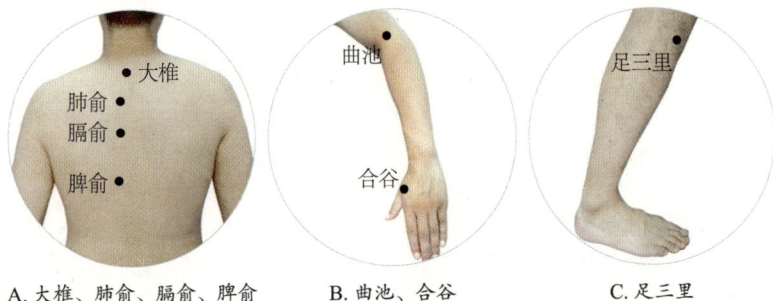

A. 大椎、肺俞、膈俞、脾俞　　B. 曲池、合谷　　C. 足三里

图 10-1-2　白疕体穴选穴

❷ 耳穴（图10-1-3）：①胃、肾上腺、内分泌。②肺、脾、外鼻。

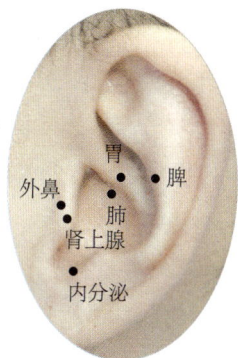

图 10-1-3　白疕耳穴选穴

（三）操作要点

❶ 先用75%酒精棉球消毒穴位，两手各持镊子，将消毒后的揿针分别刺入各穴中，再用0.75cm见方的胶布固定，使之粘贴牢固。嘱患者每日得闲自行按压各针3~4次，每次约1分钟，以能耐受为度，两次间隔约4小时。严重者3日换贴1次，一般患者5天换贴1次。

❷ 出针：一手固定埋针部位两侧皮肤，另一手取下胶布，然后持镊子夹持针尾，将针取出。

❸ 疗程：10次/疗程。

六、按语

中医学认为，银屑病的发病与素体内热、外感风湿热邪、情志内伤、饮食不节等因素导致机体血热内蕴有关，血热日久耗伤阴血，肌肤失养，邪阻经脉，气血瘀滞，血热、血燥、血瘀为主要病机。揿针在整体上可起到疏通经络、调和气血、清热泻火、活血化瘀的作用，揿针治疗银屑病疗效可靠，具有较大的优势和广阔的发展前景。西医学研究认为，揿针治疗对组织细胞和机体具有双向调节作用，对局部皮损的刺激可以改善微循环，调节细胞新陈代谢，对穴位的刺激可循经传导以达到内外兼治、调整脏腑阴阳平衡的目的，对机体免疫、内分泌、代谢都具有良性调整作用。银屑病易反复发作，而揿针治疗具有一定的远期疗效，但是目前揿针治疗银屑病的研究多以临床观察为主，对其机制的研究较少。今后应进一步加强针灸疗法作用机制的实验研究，为临床应用提供有力的科学依据。

七、注意事项

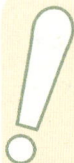

- 埋针处不宜水浸泡。夏季多汗时，要检查埋针处有无汗浸、皮肤发红等。如见发红、疼痛要及时检查，有感染现象立即取针。埋针发生疼痛可以调整针的深度、方向，调整无效时，可能有炎症发生，应取针。
- 患者可以用手指间断按压针柄，以加强刺激量，提高效果，但应注意手的卫生。
- 若埋针处已发生感染，应给予常规外科包扎处理。如有发热等全身反应时，适当给予抗生素或中药清热解毒药治疗。
- 严重高血压、冠心病患者慎用。孕妇忌用。

第二节 风热疮（玫瑰糠疹）

一、定义

风热疮是一种斑疹色红如玫瑰、脱屑如糠秕的急性自限性皮肤病。其特点是初发时多在躯干部先出现玫瑰红色母斑，其长轴与皮纹一致，上有糠秕样鳞屑，继则分批出现较多、形态相仿而较小的子斑。古代文献中又称"血疳疮""风癣""母子疮"等。相当于西医的玫瑰糠疹（图10-2-1）。

图 10-2-1 风热疮

二、病因病机

本病多因血热内蕴，复外感风邪，致风热客于肌肤，腠理闭塞，营血失和而发病；或因风热日久化燥，灼伤津液，肌肤失养而致。

三、诊断要点

① 多见于春秋两季，好发于中青年。

② 好发于胸背（尤其胸部两侧）、腹部、四肢近端，颜面及小腿一般不发生。

③ 皮损大多先在躯干或四肢局部出现一个圆形或椭圆形的淡红色斑片，称为原发斑或母斑，母斑出现1~2周后，在躯干及四肢等部位迅速分批出现形态相仿、范围较小的红斑。其长轴与皮纹走行一致，中心有细微皱纹，境界清楚，边缘不整，略似锯齿状，表面附有糠秕样鳞屑，多数孤立存在。自觉痒甚，一般无全身症状。

④ 皮损成批出现，颜色常不一致，色鲜红至褐色、褐黄色或灰褐色不等。

⑤ 预后良好，如不治疗，一般约4~6周可自然消退，但也可迁延2~3个月，甚至更长时间才能痊愈。消退时一般先自中央部开始，由黄红色渐变为黄褐色、淡褐色而消失，边缘消退较迟。

四、辨证分型

❶ 风热蕴肤证

皮损淡红，上覆糠秕状鳞屑，上身分布为多，瘙痒明显。溲赤，口干，舌红、苔白或薄黄，脉浮数。

❷ 风热血热证

皮损为鲜红或玫瑰红斑片，上覆少量鳞屑，分布于躯干四肢，瘙痒，病程长。溲赤，便秘，舌红、苔薄，脉滑数。

❸ 血虚风燥证

主要见于病程已久，皮肤干燥，皮疹色淡红，鳞屑较多，剧烈瘙痒。伴有咽干。舌质红，少津，脉沉细。

五、揿针治疗

（一）治疗前准备

常规消毒针具、镊子。根据选穴嘱患者取合适体位。

（二）选穴

❶ 体穴（图10-2-2）：①主穴：以任脉、督脉、手阳明经、足太阴经等经穴为主。选大椎、大杼、神阙、血海、合谷、曲池、膈俞、尺泽。②配穴：如心脾两虚，配足三里、心俞、脾俞；如腹痛腹泻，配上巨虚、天枢；咽喉肿痛，配少商、廉泉；恶寒发热，配风池、列缺。

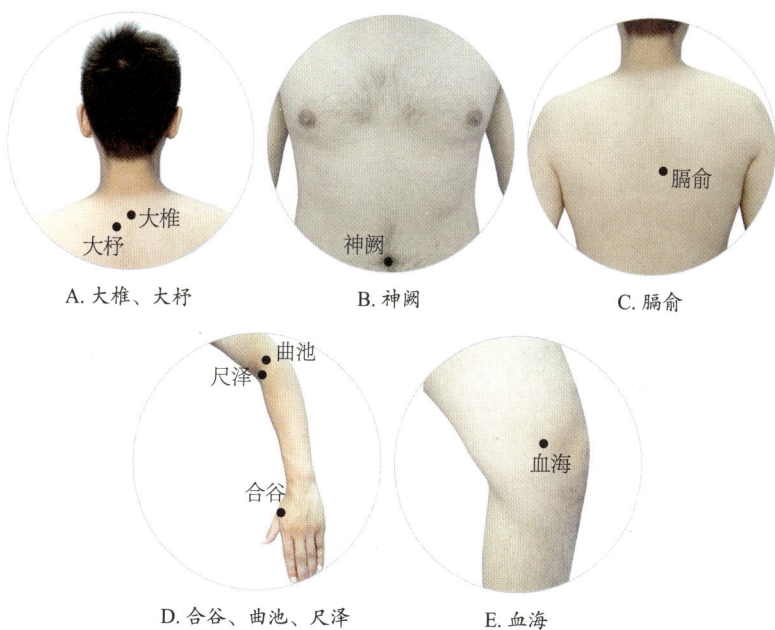

A. 大椎、大杼　　　　　B. 神阙　　　　　C. 膈俞

D. 合谷、曲池、尺泽　　　　　E. 血海

图 10-2-2　风热疮体穴选穴

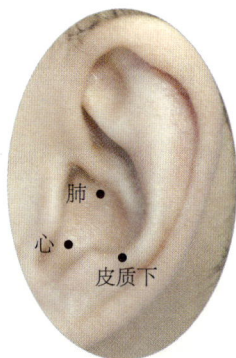

❷ 耳穴（图10-2-3）：取穴肺、心、皮质下。

图 10-2-3　风热疮耳穴选穴

（三）操作要点

❶ 先用75%酒精棉球消毒穴位，两手各持镊子，将消毒后的揿针分别刺入各穴中，再用0.75cm见方的胶布固定，使之粘贴牢固。嘱患者每日得闲自行按压各针3~4次，每次约1分钟，以能耐受为度，两次间隔约4小时。严重者3日换贴1次，一般患者5天换贴1次。

❷ 出针：一手固定埋针部位两侧皮肤，另一手取下胶布，然后持镊子夹持针尾，将针取出。

❸ 疗程：10次/疗程。

六、按语

玫瑰糠疹虽带有一定自限性，但是由于发病期间患者瘙痒异常，严重影响起居生活，所以要及时就治，减轻患者痛苦，缩短病程。临床虽见不同证型，但可根据上方随证加减。在治疗过程中要保持局部清洁，防寒保暖，禁食辛辣、肥甘、鱼腥之品，以免邪气更盛，加重病情。

七、注意事项

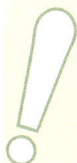

- 埋针处不宜水浸泡。夏季多汗时，要检查埋针处有无汗浸、皮肤发红等。如见发红、疼痛要及时检查，有感染现象立即取针。埋针发生疼痛可以调整针的深度、方向，调整无效时，可能有炎症发生，应取针。
- 患者可以用手指间断按压针柄，以加强刺激量，提高效果，但应注意手的卫生。
- 若埋针处已发生感染，应给予常规外科包扎处理。如有发热等全身反应时，适当给予抗生素或中药清热解毒药治疗。
- 严重高血压、冠心病患者慎用。孕妇忌用。

第三节　紫癜风（扁平苔藓）

一、定义

　　紫癜风是一种复发性炎症性皮肤病。其临床特点是以紫红色的多角形扁平丘疹为典型皮损，表面有蜡样光泽，常伴有黏膜损害。古代文献称发于口腔黏膜者为"口糜""口破""口蕈"等。本病相当于西医的扁平苔藓，又称扁平红苔藓（图10-3-1）。

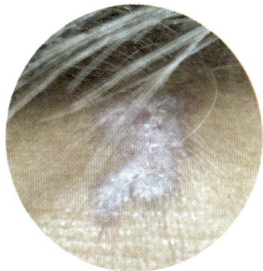

图 10-3-1　紫癜风

二、病因病机

本病总由内因、外因致病邪气相合，气血凝滞，蕴阻皮肤、黏膜而成。可由感受风湿热之邪，搏于肌肤所致；久病血虚生风生燥，或肝肾阴虚，肌肤失于濡养而成；久病不愈，肝气郁滞，气滞血瘀，致皮损呈苔藓样斑片。

三、诊断要点

① 好发于四肢屈侧，病程慢性，易反复发作。

② 皮肤损害的典型皮损为紫红色、多角形扁平小丘疹。初起时为帽针或粟粒大，可逐渐增大到如扁平或蚕豆大，境界清楚，表面有蜡样薄膜，可见白色光泽小点或细浅的白色网状条纹，为特征性皮损。

③ 黏膜损害较常见，以口腔及外阴为主，表现为树枝状或网状白色细纹，可形成糜烂及溃疡。

④ 头皮受损可致永久性脱发。

⑤ 病程慢性，可持续数月至数十年。

⑥ 有不同程度的瘙痒。

四、辨证分型

❶ 风湿阻络证

起病急，病程短，皮疹多为泛发，可为紫色扁平丘疹，瘙痒剧烈；可伴身热、口干；舌质红或暗红、苔薄黄，脉数。

❷ 阴虚内热证

皮疹多见于黏膜部位，口腔、阴部黏膜可出现网状白色细纹、紫红色斑、糜烂；伴头晕耳鸣，五心烦热，口干咽燥，腰膝酸软等；舌质红、苔白，脉细数。

❸ 肝郁血瘀证

病程较长，皮疹颜色紫暗，干燥粗糙，融合成片状、环状、线状等，剧痒难忍；伴烦躁易怒、或情志抑郁，胁肋胀痛，经前乳胀；舌质暗、苔薄白，脉弦细。

五、揿针治疗

（一）治疗前准备

常规消毒针具、镊子。根据选穴嘱患者取合适体位。

（二）选穴

选穴（图10-3-2）取太渊、列缺、少商、合谷、手三里、尺泽、曲池穴。

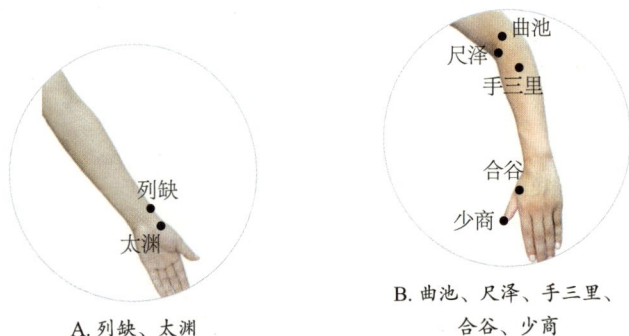

列缺

太渊

A. 列缺、太渊

曲池

尺泽

手三里

合谷

少商

B. 曲池、尺泽、手三里、
合谷、少商

图 10-3-2　紫癜风体穴选穴

（三）操作要点

1 先用75%酒精棉球消毒穴位，两手各持镊子，将消毒后的揿针分别刺入各穴中，再用0.75cm见方的胶布固定，使之粘贴牢固。嘱患者每日得闲自行按压各针3~4次，每次约1分钟，以能耐受为度，两次间隔约4小时。严重者3日换贴1次，一般患者5天换贴1次。

2 出针：一手固定埋针部位两侧皮肤，另一手取下胶布，然后持镊子夹持针尾，将针取出。

3 疗程：10次/疗程。

六、按语

扁平苔藓多因饮食不节，脾失健运，湿蕴不化，外感风热，风湿蕴聚，阻滞经络，发于肌肤；或因情志不畅，气滞血瘀，阻于肌肤而致；或因素体阴血不足，肝肾亏虚，阴虚内热，虚火上炎于口所致。揿针治疗可以达到疏通经络、调整阴阳的目的。

七、注意事项

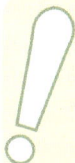

- 埋针处不宜水浸泡。夏季多汗时，要检查埋针处有无汗浸、皮肤发红等。如见发红、疼痛要及时检查，有感染现象立即取针。埋针发生疼痛可以调整针的深度、方向，调整无效时，可能有炎症发生，应取针。
- 患者可以用手指间断按压针柄，以加强刺激量，提高效果，但应注意手的卫生。
- 若埋针处已发生感染，应给予常规外科包扎处理。如有发热等全身反应时，适当给予抗生素或中药清热解毒药治疗。
- 严重高血压、冠心病患者慎用。孕妇忌用。

第四节　紫癜风（口腔扁平苔藓）

一、定义

口腔扁平苔藓是一种原因不明的，与自身免疫相关的慢性非感染性疾病。扁平苔藓与中医文献记载的"紫癜风"相类似，而口腔扁平苔藓与"口破""口糜""口蕈""口癣"类似。

二、病因病机

本病多因外感风湿热之邪，久则血虚生风化燥，口腔失于濡养而生；或因阴虚内热，气滞血瘀，肝肾不足而成。

三、诊断要点

1 多发在口腔、舌体、唇部的黏膜，一般不具有传染性。

2 病损可发生于口腔黏膜任何部位，有对称性，形态各异，颊黏膜最常见。

3 皮损针头大小，白色丘疹排列网状、树枝状、环状成条纹或斑块等，伴基底黏膜充血、糜烂，略高出黏膜面。

4 中年人群发病率高，男女皆可患病，女性多于男性。

5 病程可长达几十年，反复发作、慢性迁延，没有自愈倾向。

6 患者自觉口内黏膜疼痛，在刺激性食物刺激下尤为明显，几乎不耐受热烫、辛辣、酸咸、质硬的食物，并自觉黏膜不光滑，有麻木、瘙痒、烧灼等不适感。

四、辨证分型

❶ 血虚风燥证

除苔薄舌淡、脉濡外，一般无全身不适。

❷ 阴虚内热血瘀证

颊部黏膜溃疡，伴有咽干喉痛，口渴不欲饮，性情急躁，苔剥舌红，脉细数。

五、揿针治疗

（一）治疗前准备

患者取坐位。

（二）选穴

选穴（图10-4-1）取双侧足三里、颊车。

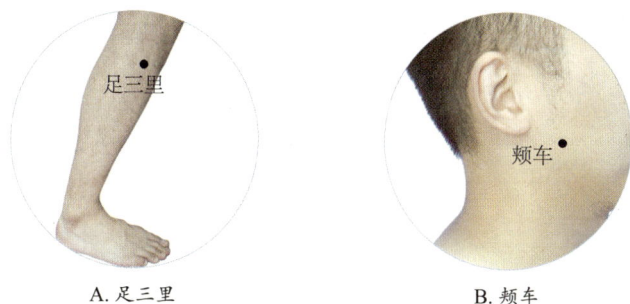

A. 足三里

B. 颊车

图 10-4-1　紫癜风体穴选穴

（三）操作要点

1 用75%酒精棉球进行局部皮肤消毒后，用揿针刺入各穴中，确保针尖埋入皮肤内，垂直按压3~5次，并向患者示范解释正确的按压方法。用患者自觉最舒适的力度垂直按压埋针部位，不宜旋转按压和捏揉，并嘱患者定时适当按压揿针。

2 疗程：5日为1个疗程，每日1次，每次6小时。

六、按语

口腔扁平苔藓是最常见的口腔黏膜疾病之一，因黏膜长期糜烂，可能引发癌变，其机制涉及神经-内分泌-免疫网络的紊乱。《圣济总录》记载："紫癜风之状，皮肤生紫点，搔之皮起而不痒痛是也"，由于风湿热邪壅阻，日久化毒伤阴，瘀阻肌肤，凝滞为患，病位在肝、脾、肾。而脾开窍于口，肝主疏泄，怒伤肝，肝火上炎，耗伤阴液，导致全身阴阳失调，气血不和，经络不通，诸热聚集肌肤不得宣泄，堆积口腔黏膜，进而发病。临床运用药物或一般针灸治疗，对治疗复发性口腔黏膜疾病、调控神经-内分泌-免疫系统失衡较有优势。同时，针灸的镇痛效果已得到世界公认，成为治疗痛症的替代疗法，尤其对炎性疼痛有显著疗效。揿针是一种微弱的刺激物，留针起到一种长期持续刺激，使神经细胞高度兴奋直至引起抑制，从而消减中枢神经系统的兴奋灶，抑制病理兴奋性。即使将揿针移除后，针刺的后遗效应仍然作用于机体，当再次接受揿针刺激时，机体能够很快做出应答。中医治疗的思路是扶正祛邪，标本同治，当机体的正气强大足以抵御外邪入侵时，即可降低癌变可能。

七、注意事项

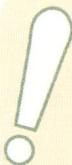

- 初次接受埋针治疗的患者，应耐心介绍该疗法，以消除其紧张、畏惧的心理。
- 若针埋入后患者不能耐受，应立即出针，避开原不适点，在穴区选择一个新位置埋入。

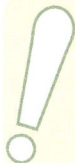

- 嘱患者密切关注埋针部位，若埋针期间局部皮肤发痒、发红或其他不适，应立即取下揿针，并自行消毒就医处理。
- 禁止在皮肤红肿、皮损局部、瘢痕部、体表血管明显的部位埋针。
- 禁止对金属过敏者埋针。

第五节　猫眼疮（多形红斑）

一、定义

猫眼疮是一种以靶形或虹膜状红斑为主，兼有丘疹或疱疹等多形性损害的急性炎症性皮肤病。其临床特点是起病急骤，皮损为红斑、丘疹、水疱等多形性损害。古代文献中又称为"雁疮"或"寒疮"。相当于西医的多形红斑（图10-5-1）。

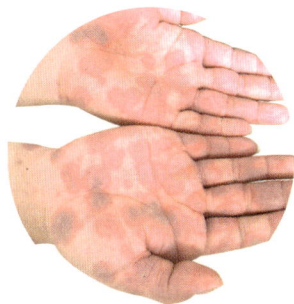

图 10-5-1　猫眼疮

二、病因病机

本病多因素体禀赋不耐，复感风寒之邪，致营卫失和，气血凝滞，阻于肌肤；或饮食不节，脾胃湿热内蕴，外感风热，郁于肌肤；甚者毒热炽盛，内陷营血而成危候。

三、诊断要点

1 多见于冬春两季，好发于青壮年，女性多于男性。

2 好发于手、足背，颜面及四肢伸侧，严重者黏膜亦可受累，常呈对称性。

3 多形性皮损，可出现红斑、丘疹、水疱、大疱、紫癜、风团等。虹膜状损害具有特征性。有黏膜损害，可出现口腔、鼻、眼、尿道、肛门和呼吸道黏膜广泛累及。

4 自觉烧灼、胀痛、瘙痒。严重者发病急骤，常有明显的全身症状，如发热、头痛、咽痛、关节痛等全身不适。

5 可伴外周血白细胞增多，血沉增快，尿蛋白，红细胞及尿素氮增高。

四、辨证分型

1 寒湿阻络证

皮疹暗红，遇寒加重，下肢沉重，关节痛，小便清长。舌质淡、苔白，脉沉细或缓。

2 湿热蕴结证

发病急，皮损鲜红，中心水疱明显，发热，咽痛，口干，关节痛，便干，尿黄。舌质红、苔薄黄或黄腻，脉弦滑或滑数。

❸ 火毒炽盛证

起病急骤，恶寒、高热、头痛，全身泛发红斑、大疱、糜烂、瘀斑，黏膜广泛受累；伴恶心、呕吐、关节疼痛，大便秘结，小便黄赤；舌质红、苔黄，脉滑数。

五、揿针治疗

（一）治疗前准备

常规消毒针具、镊子。根据选穴嘱患者取合适体位。

（二）选穴

主穴（图10-5-2）：取足三里、血海穴；配穴：寒湿阻络加列缺、合谷等；湿热蕴结加大椎、曲池、阴陵泉等。

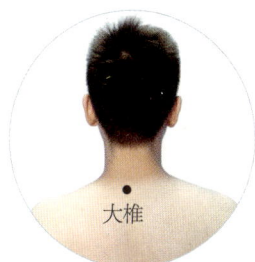

A. 大椎

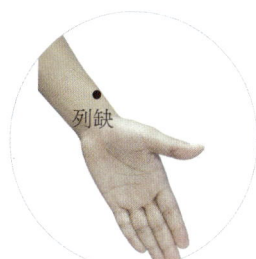

列缺

B. 列缺

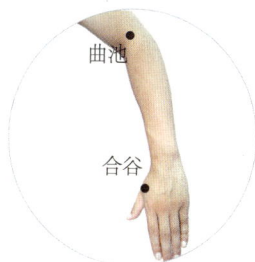

曲池

合谷

C. 曲池、合谷

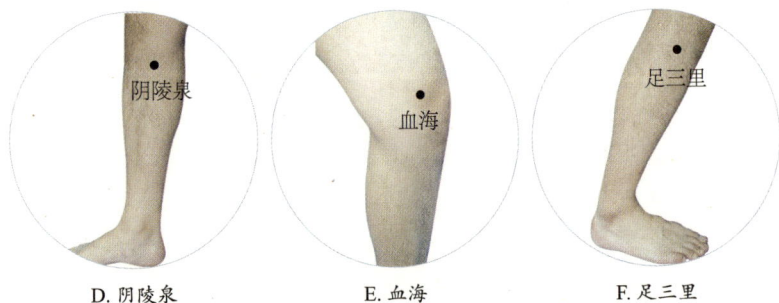

D. 阴陵泉   E. 血海   F. 足三里

图 10-5-2 猫眼疮体穴选穴

（三）操作要点

1 先用75%酒精棉球消毒穴位，两手各持镊子，将消毒后的揿针分别刺入各穴中，再用0.75cm见方的胶布固定，使之粘贴牢固。嘱患者每日得闲自行按压各针3~4次，每次约1分钟，以能耐受为度，两次间隔约4小时。严重者3日换贴1次，一般患者5天换贴1次。

2 出针：一手固定埋针部位两侧皮肤，另一手取下胶布，然后持镊子夹持针尾，将针取出。

六、按语

多型红斑一般认为系风寒之邪郁于肌肤，致使营卫不和、气血凝滞而致病；或湿热之体复感风邪，风湿热邪搏于肌肤而致病。揿针治疗可以达到疏通经络、调整阴阳的目的。

七、注意事项

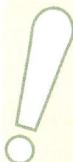

- 埋针处不宜水浸泡。夏季多汗时，要检查埋针处有无汗浸、皮肤发红等。如见发红、疼痛要及时检查，有感染现象立即取针。埋针发生疼痛可以调整针的深度、方向，调整无效时，可能有炎症发生，应取针。

- 患者可以用手指间断按压针柄，以加强刺激量，提高效果，但应注意手的卫生。

- 若埋针处已发生感染，应给予常规外科包扎处理。如有发热等全身反应时，适当给予抗生素或中药清热解毒药治疗。

- 严重高血压、冠心病患者慎用。孕妇忌用。

11

皮肤附属器性皮肤病

第一节　粉刺（痤疮）

一、定义

粉刺是一种颜面、胸背等处毛囊、皮脂腺的慢性炎症性皮肤病。其特征为散在颜面、胸、背等处的针头或米粒大小皮疹，如刺，可挤出白色粉渣样物，故称粉刺。古代文献又称之为"皶""痤""面疮""皶疱""肺风粉刺""酒刺"等，俗称"暗疮""青春痘"。本病相当于西医的痤疮（图11-1-1）。

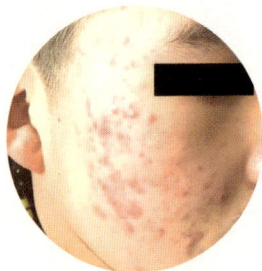

图 11-1-1　粉刺

二、病因病机

本病多因素体阳热偏盛，肺经蕴热，复感风邪，熏蒸面部而发；或过食辛辣肥甘厚味，助湿化热，湿热蕴结，上蒸颜面而致；或因脾气不足，运化失常，湿浊内停，郁久化热，热灼津液，煎炼成痰，湿热浊痰瘀滞肌肤而发。

三、诊断要点

1 常见于青年男女。

2 多发于颜面、上胸、背部等皮脂腺丰富的部位。

3 初起多为细小皮色丘疹，白头或黑头粉刺，接着出现脓疱，严重可有结节、囊肿。反复发作或挑刺后，留下凹凸不平的疤痕及色素沉着。

4 一般无明显全身症状，可有轻微瘙痒或疼痛。

四、辨证分型

❶ 肺经风热证

丘疹色红，或有痒痛，或有脓疱；伴口渴喜饮，大便秘结，小便短赤。舌红、苔薄黄，脉浮数。

❷ 湿热蕴结证

皮疹红肿疼痛，或有脓疱，口臭，便秘，尿黄。舌红、苔黄腻，脉滑数。

❸ 痰湿凝结证

皮疹结成囊肿、结节、脓肿，或有纳呆，便溏。舌淡胖、苔薄，脉滑。

五、揿针治疗

（一）治疗前准备

嘱患者取侧坐位，取一侧耳穴。

（二）选穴

主穴（图11-1-2）取肺、交感、皮质下、内分泌、面颊；配穴（图11-1-3）取肠、心、神门、肝。

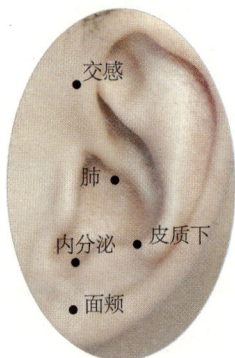

图 11-1-2　粉刺耳穴选穴（主穴）　　　图 11-1-3　粉刺耳穴选穴（配穴）

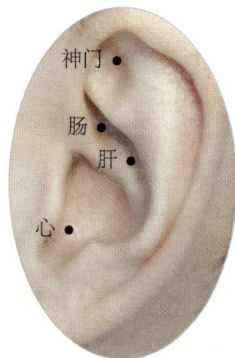

（三）操作要点

❶ 先用75%酒精棉球消毒，两手各持镊子，将消毒后的揿针分别刺入各穴中，再用0.75cm见方的胶布固定，使之粘贴牢固。嘱患者每日得闲自行按压各针数次。严重者3日换贴1次，一般患者5天换贴1次，每次选6~8个穴位，两耳交替。

❷ 疗程：10次/疗程。严重者休息1周后，进行第2个疗程治疗。

六、按语

粉刺，西医称之为痤疮，是一种毛囊皮脂腺的慢性炎症性疾病。临床所采用药物内治与外治，配合针法可加强疗效。揿针耳部埋穴治疗痤疮，是根据"耳者宗脉之所聚也"，"十二经络，三百六十五络，其气血皆上于面而走空窍……其别气走于耳而为听"，"血实宜决之，菀陈则除之"的理论，加之手足三阳经、阳维、阳跷脉均循于耳周围，刺激耳部穴位，可调整相应经脉、脏腑的功能，治疗疾病。揿针疗法通过"静以久留"的方式起到疏通经络，调节脏腑阴阳，加强清肺祛风、除湿化痰、活血化瘀的功效。

七、注意事项

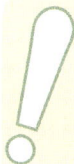

- 埋针处不宜水浸泡。夏季多汗时，要检查埋针处有无汗浸、皮肤发红等。如见发红、疼痛要及时检查，有感染现象立即取针。埋针发生疼痛可以调整针的深度、方向，调整无效时，可能有炎症发生，应取针。
- 患者可以用手指间断按压针柄，以加强刺激量，提高效果，但应注意手的卫生。
- 若埋针处已发生感染，应给予常规外科包扎处理。如有发热等全身反应时，适当给予抗生素或中药清热解毒药治疗。
- 严重高血压、冠心病患者慎用。孕妇忌用。

一、定义

酒渣鼻是一种发生在颜面中部，以红斑和毛细血管扩张及丘疹、脓疱为主要表现的慢性皮肤病。因鼻色紫红如酒渣故名。古代文献又称之为"酒糟鼻""酒齄鼻""齄鼻""赤鼻""酒皶""鼻准红赤"等，俗称"红鼻子"。本病西医亦称之为酒渣鼻（图11-2-1）。

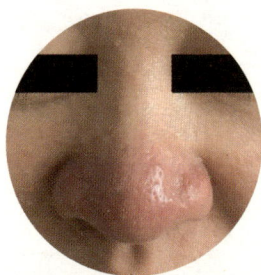

图 11-2-1　酒渣鼻

二、病因病机

本病多因肺胃积热上蒸，复感风寒外袭，血瘀凝结而成；或嗜酒之人，酒气熏蒸，郁而化火，上熏于面所致；或病久邪热稽留，气血运行受阻，致气滞血瘀、郁结肌肤而成。

三、诊断要点

① 多发于成年人及中年人，女性多于男性，但男性患者病情多较重。

② 皮损好发于颜面的中央部，如鼻尖、鼻翼、前额、眉间、双颊及下颌，对称分布，常伴皮脂溢出症。

③ 局部以毛细血管扩张、皮脂腺及结缔组织增生为主，有红斑、丘疹、脓疱等临床表现。

④ 病程缓慢，一般无自觉症状。

四、辨证分型

❶ 血热蕴肺证

鼻部、双颊、前额广泛红斑，或在红斑基础上出现丘疹、脓疱，舌红苔黄腻，脉弦数或滑数。

❷ 肺胃热盛证

口鼻周围皮肤轻度红斑，淡红丘疹或伴少数脓疱，自觉瘙痒，伴烦热口渴、咽干、纳呆、便秘等。舌红苔薄黄，脉滑数。

❸ 气血瘀滞证

鼻尖部结缔组织和皮脂腺增殖，毛囊口扩大或见囊肿、丘疹、脓疱，皮损处紫红或暗红，舌暗红，脉弦。

五、揿针治疗

（一）治疗前准备

常规消毒针具、镊子。根据选穴嘱患者取合适体位。

（二）选穴

❶ 体穴：①主穴图（11-2-2）：印堂、迎香、地仓、合谷。

②配穴：血热蕴肺证可选曲池、大椎（图11-2-3）；肺胃热盛证可选肺俞、脾俞、胃俞、内庭（图11-2-4）；气血瘀滞证可选肝俞、膈俞、血海、太冲（图11-2-5）。

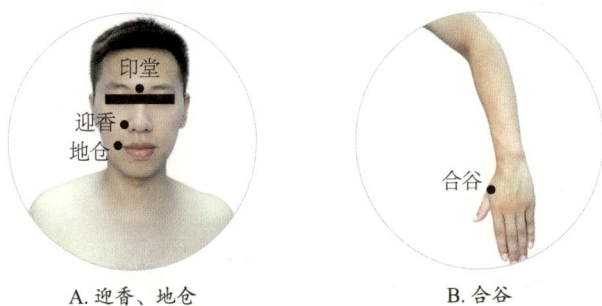

A.迎香、地仓　　　　　　　　　B.合谷

图 11-2-2　酒渣鼻体穴选穴（主穴）

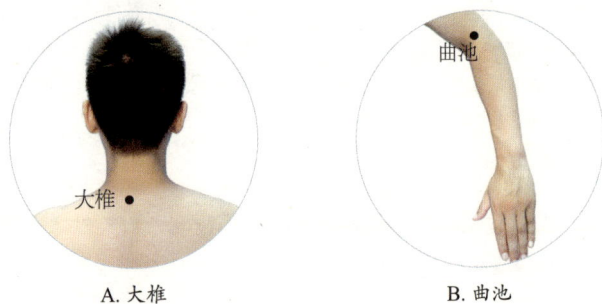

A.大椎　　　　　　　　　　B.曲池

图 11-2-3　酒渣鼻体穴选穴（血热蕴肺证）

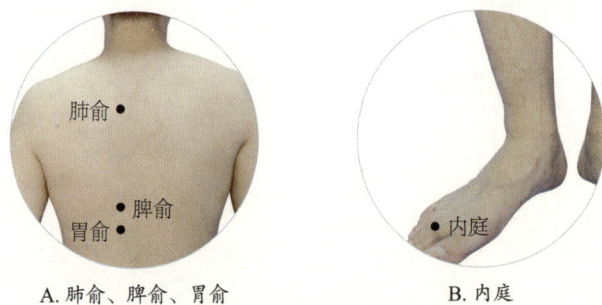

A.肺俞、脾俞、胃俞　　　　　　B.内庭

图 11-2-4　酒渣鼻体穴选穴（肺胃热盛证）

A. 膈俞、肝俞　　　　　B. 血海　　　　　C. 太冲

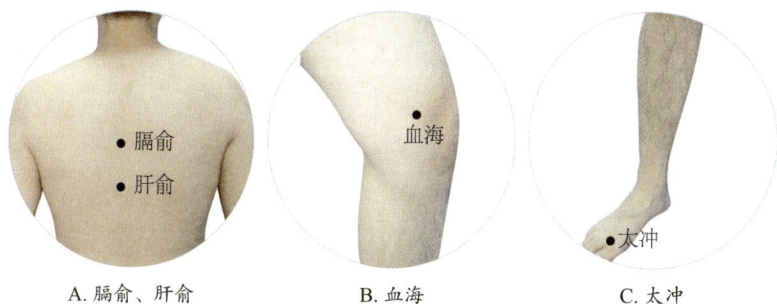

图 11-2-5　酒渣鼻体穴选穴（气血瘀滞证）

❷ 耳穴：①胃、肾上腺、内分泌（图11-2-6）。②肺、脾、外鼻（图11-2-7）。

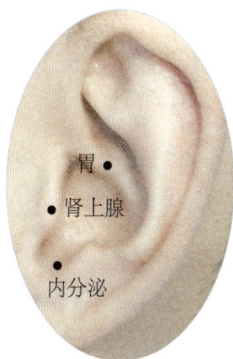

图 11-2-6　酒渣鼻耳穴选穴①　　　　图 11-2-7　酒渣鼻耳穴选穴②

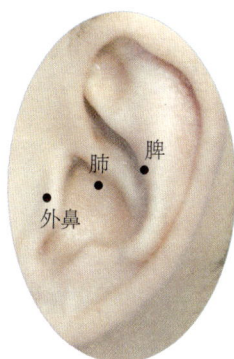

（三）操作要点

❶ 先用75%酒精棉球消毒穴位，两手各持镊子，将消毒后的揿针分别刺入各穴中，再用0.75cm见方的胶布固定，使之粘贴牢固。嘱患者每日得闲自行按压各针3~4次，每次约1分钟，以能耐受为度，两次间隔约4小时。严重者3日换贴1次，一般患者5天换贴1次。

② 出针：一手固定埋针部位两侧皮肤，另一手取下胶布，然后持镊子夹持针尾，将针取出。

③ 疗程：10次/疗程。

六、按语

酒渣鼻多因肺胃积热，熏蒸颜面，复感风寒，气血凝滞而成。西医学研究显示其与免疫功能异常、微生物感染以及遗传等密切相关。另外，嗜食辛辣、肥甘厚味、情绪偏激等都易使热邪冲上，诱发或加重病情。中医揿针疗法治以清泄肺胃之热，配以局部穴位，使经络疏通，肺胃郁热消散，在病情初起阶段，起到较好的效果。

七、注意事项

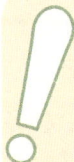

- 埋针处不宜水浸泡。夏季多汗时，要检查埋针处有无汗浸、皮肤发红等。如见发红、疼痛要及时检查，有感染现象立即取针。埋针发生疼痛可以调整针的深度、方向，调整无效时，可能有炎症发生，应取针。
- 患者可以用手指间断按压针柄，以加强刺激量，提高效果，但应注意手的卫生。
- 若埋针处已发生感染，应给予常规外科包扎处理。如有发热等全身反应时，适当给予抗生素或中药清热解毒药治疗。
- 严重高血压、冠心病患者慎用。孕妇忌用。

第三节　油风（斑秃）

一、定义

油风是一种头发突然发生斑块状脱落的慢性皮肤病。其临床特点是脱发区皮肤变薄、光亮，感觉正常，无自觉症状。古代文献称之为"鬼剃头"等。本病相当于西医的斑秃（图11-3-1）。

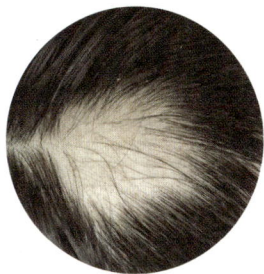

图 11-3-1　油风

二、病因病机

由于血虚不能随气荣养皮肤，以致毛孔开张，风邪乘虚侵入，风盛血燥，发失所养而成片脱落；或因情志抑郁，肝气郁结过分劳累，有伤心脾，气血生化不足，发失所养而致；因肝藏血，发为血之余，肾藏精，主骨生髓，其华在发，肝肾不足，精血亏虚，发失所养亦为本病主要原因。

三、诊断要点

① 头发脱落，呈圆形或不规则形，小如指甲，大如钱币或更大，少数全脱落。

❷ 局部皮肤无炎症，平滑光亮。

❸ 起病突然，无自觉症状，患者多在无意中发现。

❹ 病程缓慢，可持续数年或更久。

❺ 可发生于任何年龄，常在劳累、睡眠不足或有精神刺激后发生。

四、辨证分型

❶ 心脾两虚证

多于病后或产后头发片状脱落，并进行性加重，范围由小而大，毛发稀疏枯槁，触摸易落。伴唇白、心悸，气短懒言，倦怠乏力，夜寐多梦、失眠。舌淡、苔少，脉细。

❷ 肝肾不足证

病程日久，平素头发焦黄或花白，发病时呈大片均匀脱落，甚者全身毛发脱落。常伴有腰背酸痛、头眩耳鸣、遗精滑泄、阳痿、口干。舌红苔薄，脉弦细。

❸ 肝郁血瘀证

病程长，头发脱落先有头痛和胸胁疼痛等症。常伴有气滞胸闷、肝脾肿大、胸胁胀痛、失眠多梦、烦躁易怒。舌质紫暗或有瘀斑，脉弦细。

五、揿针治疗

（一）治疗前准备

常规消毒针具、镊子。根据选穴嘱患者取合适体位。

（二）选穴

❶ 体穴（图11-3-2）：①主穴：百会、大椎、膈俞、人迎。②心脾两虚加内关、神门；肝肾不足加肝俞、肾俞；肝郁血瘀加阳陵泉。

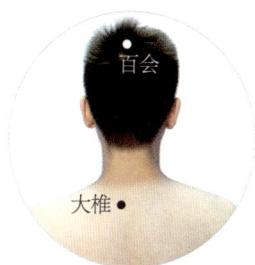

A. 百会、大椎

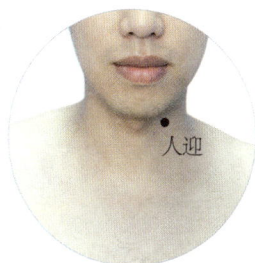

B. 人迎

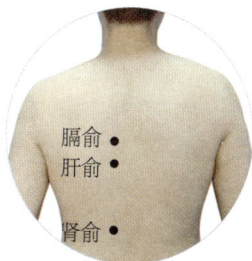

C. 膈俞、肝俞、肾俞

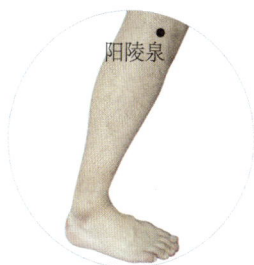

D. 阳陵泉

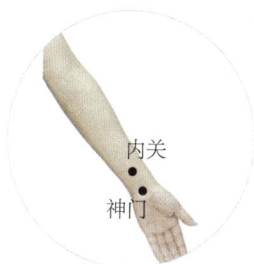

E. 内关、神门

图 11-3-2　油风体穴选穴

❷ 耳穴（图11-3-3、图11-3-4）：肺、脾、肝、肾、胃、内分泌、皮质下、神门等。

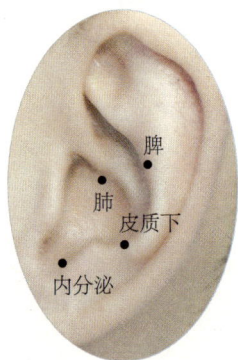

图 11-3-3　油风耳穴选穴①

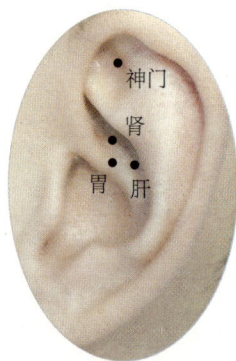

图 11-3-4　油风耳穴选穴②

（三）操作要点

❶ 先用75%酒精棉球消毒穴位，两手各持镊子，将消毒后的揿针分别刺入各穴中，再用0.75cm见方的胶布固定，使之粘贴牢固。嘱患者每日得闲自行按压各针3~4次，每次约1分钟，以能耐受为度，两次间隔约4小时。

❷ 出针：一手固定埋针部位两侧皮肤，另一手取下胶布，然后持镊子夹持针尾，将针取出。严重者3日换贴1次，一般患者5天换贴1次。

❸ 疗程：10次/疗程。

六、按语

中医学认为肝藏血，发为血之余，肾华在发，故斑秃与肝、肾、血密切相关。西医学研究显示情志、睡眠、饮食习惯等亦会导致斑秃发生。中医揿针疗法根据不同证型选择合适的穴位，来疏肝养血、滋补肝肾，使经络疏通，情志舒缓，睡眠改善，发挥良好的治疗效果。治疗期间，患者需保持心情舒畅；避免染发、烫发及剃发；忌食辛辣、酒类等刺激性食物，保持大便通畅。

七、注意事项

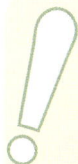

- 埋针处不宜水浸泡。夏季多汗时，要检查埋针处有无汗浸、皮肤发红等。如见发红、疼痛要及时检查，有感染现象立即取针。埋针发生疼痛可以调整针的深度、方向，调整无效时，可能有炎症发生，应取针。

- 患者可以用手指间断按压针柄，以加强刺激量，提高效果，但应注意手的卫生。

- 若埋针处已发生感染，应给予常规外科包扎处理。如有发热等全身反应时，适当给予抗生素或中药清热解毒药治疗。

- 严重高血压、冠心病患者慎用。孕妇忌用。

第四节　面游风（脂溢性皮炎）

一、定义

面游风是一种因皮脂分泌过多而引起皮肤上出现红斑、上覆鳞屑的慢性炎症性皮肤病。因其多发于面部，表现为皮肤瘙痒、脱屑，故称之为面游风。古代文献又称之为"白屑风""钮扣风""眉风癣"等。本病相当于西医的脂溢性皮炎（图11-4-1）。

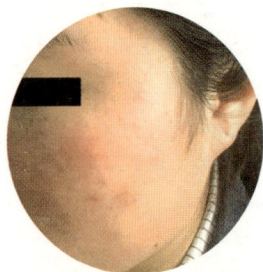

图 11-4-1　面游风

二、病因病机

本病多因风热之邪外袭，郁久耗伤阴血，阴伤血燥，或平素血燥之体，复感风热之邪，血虚生风，风热燥邪蕴阻肌肤，肌肤失于濡养而致；或由于恣食肥甘油腻、辛辣之品，以致脾胃运化失常，化湿生热，湿热蕴阻肌肤而成。

三、诊断要点

❶ 多见于成人，婴幼儿也时有发生，男性多于女性，有皮脂溢出体质，在皮脂过度溢出基础上发生。

② 好发于头皮、颜面、躯干等皮脂腺分布较丰富的部位。其中颜面部好发于眉间眉弓、鼻唇沟、胡须部；躯干部好发于前胸、颈后及上背部、腋窝、脐窝、腹股沟等位置。少数重症患者可泛发全身。

③ 皮损边界清楚，形态大小不一，初起为毛囊周围红色小丘疹，继而融合大小不等的暗红或黄红色斑片，覆以油腻性鳞屑或痂皮，可出现渗出、结痂和糜烂并呈湿疹样表现。

④ 头皮等处损害严重时可伴有毛发脱落，面部可与痤疮并发，皱褶处皮损常出现类似湿疹样改变。

⑤ 患者自觉不同程度瘙痒。

⑥ 病程慢性，反复发作，时轻时重。

四、辨证分型

❶ 血热风燥证（干性）

皮损色红，皮肤干燥，糠秕状鳞屑，自觉瘙痒，抓破出血。舌质红、苔薄黄或薄白，脉弦滑。

❷ 肠胃湿热证（油性）

红斑，头面油腻，点状糜烂渗液，油腻性鳞屑，结痂，大便干，尿黄。舌红、苔黄腻，脉滑数。

五、揿针治疗

（一）治疗前准备

常规消毒针具、镊子。根据选穴嘱患者取合适体位。

（二）选穴

❶ 体穴（图11-4-2）：血热风燥证可选曲池、血海、合谷、足三里；肠胃湿热证可选足三里、阴陵泉、三阴交。

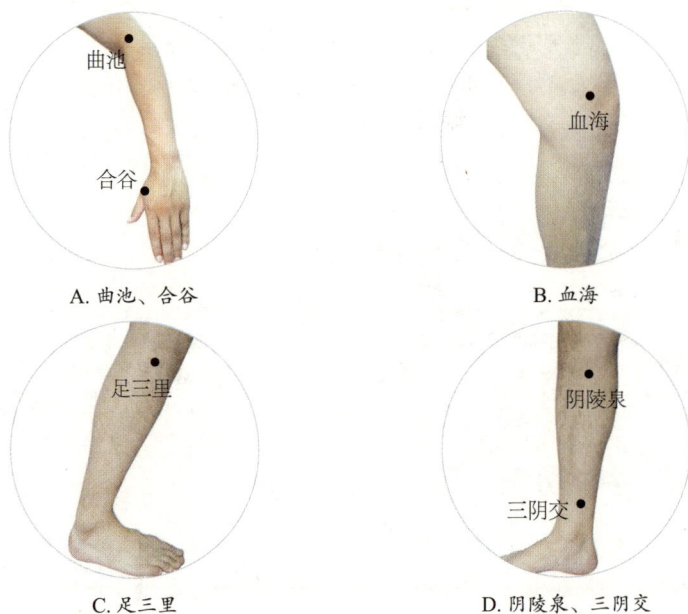

A. 曲池、合谷

B. 血海

C. 足三里

D. 阴陵泉、三阴交

图 11-4-2　面游风体穴选穴

❷ 耳穴（图11-4-3）：神门、口、内分泌。

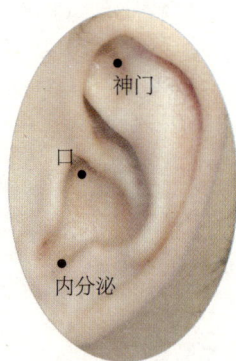

图 11-4-3　面游风耳穴选穴

（三）操作要点

1 先用75%酒精棉球消毒穴位，两手各持镊子，将消毒后的揿针分别刺入各穴中，再用0.75cm见方的胶布固定，使之粘贴牢固。嘱患者每日得闲自行按压各针3~4次，每次约1分钟，以能耐受为度，两次间隔约4小时。

2 出针：一手固定埋针部位两侧皮肤，另一手取下胶布，然后持镊子夹持针尾，将针取出。严重者3日换贴1次，一般患者5天换贴1次。

3 疗程：10次/疗程。

六、按语

面游风，西医称之为脂溢性皮炎，是一种发生于皮脂溢出部位的一种慢性炎症性皮肤病。分为干性和油性两型，干性脂溢性皮炎中医辨证为血热风燥证，油性脂溢性皮炎中医辨证为胃肠湿热证。中医特色疗法揿针治疗遵守辨证论治的思想，根据患者不同证型对不同穴位进行微弱持久的刺激，以达到凉血、清热、祛风、利湿的功效。

七、注意事项

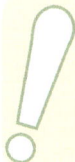

- 埋针处不宜水浸泡。夏季多汗时，要检查埋针处有无汗浸、皮肤发红等。如见发红、疼痛要及时检查，有感染现象立即取针。埋针发生疼痛可以调整针的深度、方向，调整无效时，可能有炎症发生，应取针。

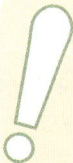

第五节　发蛀脱发（脂溢性脱发）

一、定义

发蛀脱发为青春期后头额、颞、顶部进展缓慢的秃发，男女两性均可发生，以男性更为常见。临床上患者往往伴有头部皮脂溢出较多、头皮屑多、瘙痒等症状。古代文献称之为"发蛀脱发""蛀发癣"等。本病相当于西医的脂溢性脱发（图11-5-1）。

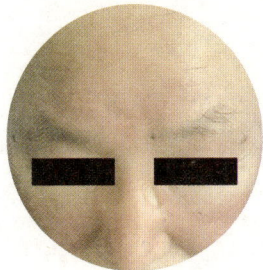

图 11-5-1　发蛀脱发

二、病因病机

早期多因血热之体，复感风邪，郁久转而化燥，进而耗血伤阴，阴血不能上潮颠顶荣养毛发，毛根干涸，故发焦脱落；或过食肥甘、辛辣、酒类，以致脾胃运化失常，水湿内聚化热，致使湿热上蒸颠顶，侵蚀发根白浆，发根渐被腐蚀，引起头发黏腻而脱落。后期多因禀赋不足或思虑过度，劳伤肝肾，而致精血亏虚，毛发失去濡养而脱落。

三、诊断要点

① 男女均可发病，以男性多见，多发生在青春期以后，病情进展缓慢。

② 典型特征为头皮毛发和毛囊进行性变小，具有典型的额-顶中心模式。

③ 脱发常从头顶部、前额及双颞部开始，逐渐向头顶延伸，历时数年至10余年之后，前额与顶部秃发区融合成片。头顶及前额头发变得稀少、纤细，头皮光滑发亮，毛孔萎缩。

四、辨证分型

❶ 脾胃湿热证

平素喜食肥甘，头发油湿，鳞屑油腻，毛发脱落，头皮瘙痒。舌红、苔黄腻，脉滑数。

❷ 血虚风燥证

脱发干枯，稀疏脱落，鳞屑迭起，头皮瘙痒。舌淡红，脉细数。

五、揿针治疗

（一）治疗前准备

常规消毒针具、镊子。根据选穴嘱患者取合适体位。

（二）选穴

❶ 体穴：脾胃湿热证可选风池、百会、足三里、内庭（图11-5-2）；血虚风燥证可选风池、百会、头维、血海、足三里（图11-5-3）。

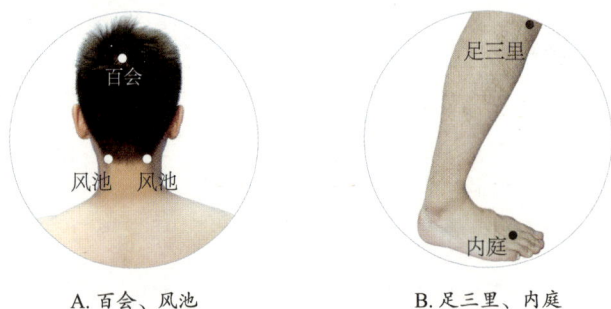

A. 百会、风池

B. 足三里、内庭

图 11-5-2　发蛀脱发体穴选穴（脾胃湿热证）

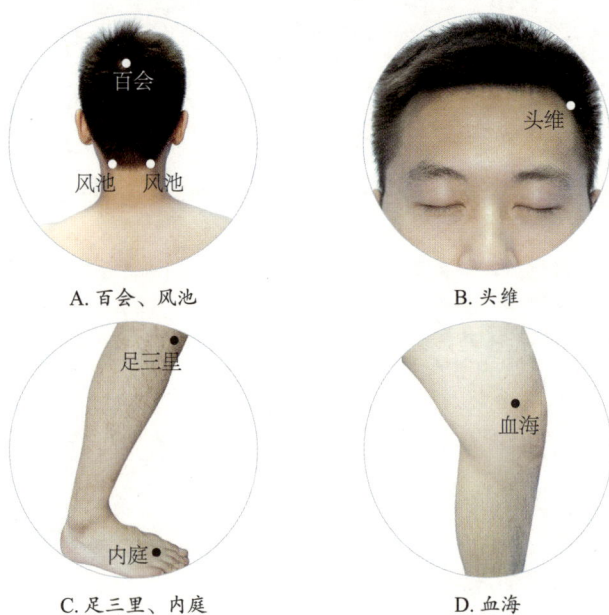

A. 百会、风池

B. 头维

C. 足三里、内庭

D. 血海

图 11-5-3　发蛀脱发体穴选穴（血虚风燥证）

❷ 耳穴：①内生殖器、脑干、皮质下（图11-5-4）。②交感、脾、内分泌（图11-5-5）。

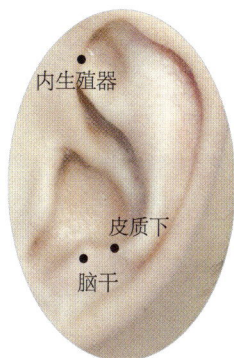

内生殖器

皮质下

脑干

图 11-5-4　发蛀脱发耳穴选穴①

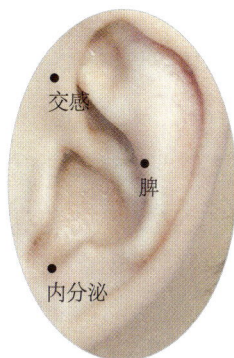

交感

脾

内分泌

图 11-5-5　发蛀脱发耳穴选穴②

（三）操作要点

1 先用75%酒精棉球消毒穴位，两手各持镊子，将消毒后的揿针分别刺入各穴中，再用0.75cm见方的胶布固定，使之粘贴牢固。嘱患者每日得闲自行按压各针3~4次，每次约1分钟，以能耐受为度，两次间隔约4小时。严重者3日换贴1次，一般患者5天换贴1次。

2 出针：一手固定埋针部位两侧皮肤，另一手取下胶布，然后持镊子夹持针尾，将针取出。

3 疗程：10次/疗程。

六、按语

发蛀脱发，西医称之为脂溢性脱发，是一种有遗传因素参与的且依赖雄激素作用的特征性脱发。中医特色疗法揿针埋针的治疗原理是依据皮部理论属于经络系统的重要组成部分确立的，十二皮部虽然位居人体的最外层，但它又与脏腑、经络、卫气、营血都有着密切联系，不仅能反映病证而且还可在此取穴进行施治。通过浅刺体表的皮部，给予机体适应的刺激，通过经络的传输，从而起到调理脏腑气血、祛病除邪、恢复健康的作用。脂溢性脱发由脾胃湿热上壅或血虚风燥引起，虽病位在表，但与体内脏腑气血失衡有关。通过揿针对经络微弱而持久的刺激，以达到调和气血、养血祛风、清热利湿、滋养毛窍的功效。

七、注意事项

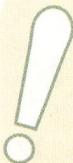

- 埋针处不宜水浸泡。夏季多汗时，要检查埋针处有无汗浸、皮肤发红等。如见发红、疼痛要及时检查，有感染现象立即取针。埋针发生疼痛可以调整针的深度、方向，调整无效时，可能有炎症发生，应取针。
- 患者可以用手指间断按压针柄，以加强刺激量，提高效果，但应注意手的卫生。
- 若埋针处已发生感染，应给予常规外科包扎处理。如有发热等全身反应时，适当给予抗生素或中药清热解毒药治疗。
- 严重高血压、冠心病患者慎用。孕妇忌用。

12
第十二章

色素障碍性皮肤病

第一节 白驳风（白癜风）

一、定义

白驳风是指皮肤变白、大小不同、形态各异的限局性或泛发性色素脱失性皮肤病。古代文献又称之为"白癜""白驳""斑白""斑驳"等。本病相当于西医的白癜风（图12-1-1）。

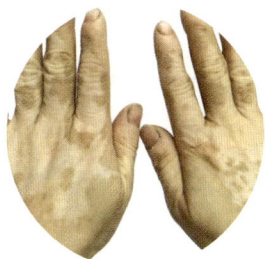

图 12-1-1 白驳风

二、病因病机

本病多因气血失和，脉络瘀阻所致。如情志内伤，肝气郁结，气机不畅，复感风邪，搏于肌肤而发；或素体肝肾亏虚，或亡精失血，伤及肝肾，致肝肾不足，外邪侵入，郁于肌肤而致；或跌打损伤，化学物品灼伤，络脉瘀阻，毛窍闭塞，肌肤腠理失养，酿成白斑。

三、诊断要点

1 本病可发生于任何年龄，以青年多见，男女性别发病基本相等。

2 大多分布局限，也可泛发，全身任何部位的皮肤、黏膜均可发生，但以面、颈、手背为多。

3 皮损为大小不等、形态各异的局限性白色斑片，边缘清楚，周边皮肤较正常皮肤色素稍加深。

4 一般无自觉症状。少数在发疹前或同时，以及在白斑增加或扩展时有轻微瘙痒。

5 病程长短不一，完全自愈者较少，亦有愈后复发者。

四、辨证分型

❶ 肝郁气滞证

发病时间短，皮损呈乳白色圆形或椭圆形，数目多少不定，可局限也可散发，边界可不清，亦可呈节段性分布。患者发病前体质较弱或有精神刺激，心烦易怒，胸胁胀痛，夜眠不安，女子月经不调。舌淡红，脉象弦滑。

❷ 肝肾不足证

发病时间长，平素体虚或有家族史，白斑局限于一处或泛发各处，静止而不扩展，境界清楚，边缘整齐，伴有头晕耳鸣，失眠健忘，腰膝酸软。舌淡无华，脉细无力。

❸ 气滞血瘀证

白斑局限一处或泛发全身，或有外伤、跌仆史，病程久长。白斑
呈地图形、斑片状，境界清楚而易辨，局部可有刺痛。舌质紫暗
有瘀点或瘀斑，脉涩滞。

五、揿针治疗

（一）治疗前准备

常规消毒针具、镊子。根据选穴嘱患者取合适体位。

（二）选穴

❶ **体穴**：肝郁气滞证可选血海、三阴交、足三里、曲池、膈
俞、肝俞、肾俞、太溪、太冲等（图12-1-2）；肝肾不足证可选肝
俞、肾俞、太冲、太溪、三阴交等（图12-1-3）；气滞血瘀证可选血
海、三阴交、膈俞等（图12-1-4），临证加减。

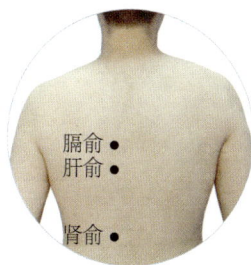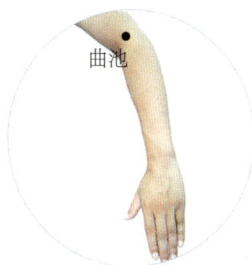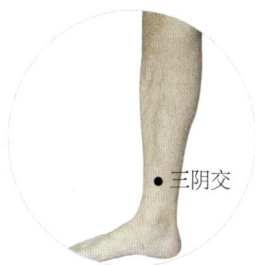

A.膈俞、肝俞、肾俞　　　　B.曲池　　　　C.三阴交

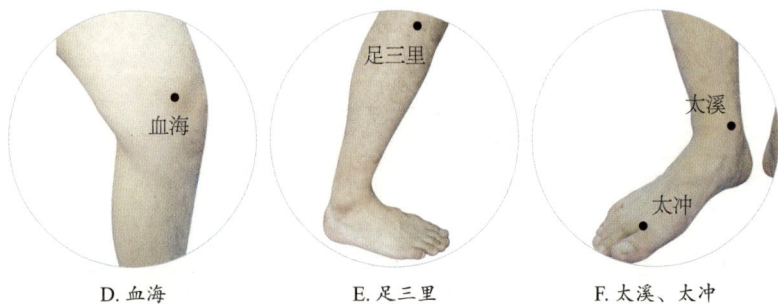

D. 血海　　　　　　　E. 足三里　　　　　　F. 太溪、太冲

图 12-1-2　白驳风体穴选穴（肝郁气滞证）

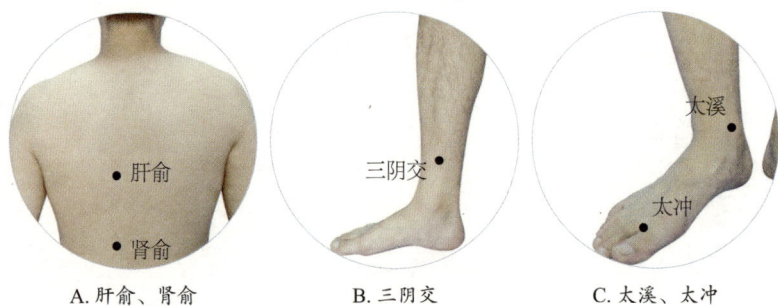

A. 肝俞、肾俞　　　　B. 三阴交　　　　　C. 太溪、太冲

图 12-1-3　白驳风体穴选穴（肝肾不足证）

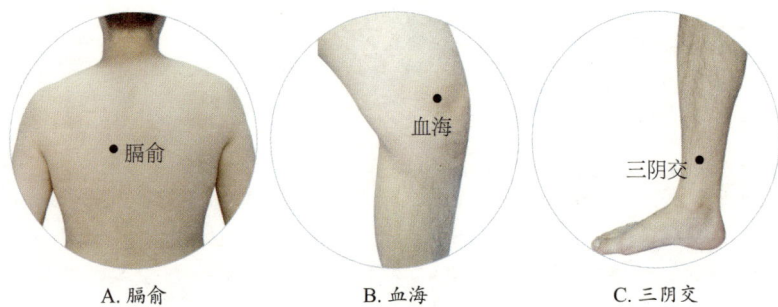

A. 膈俞　　　　　　　B. 血海　　　　　　　C. 三阴交

图 12-1-4　白驳风体穴选穴（气滞血瘀证）

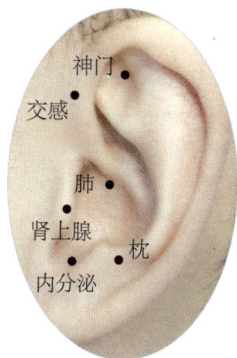

图 12-1-5　白驳风耳穴选穴

❷ 耳穴（图12-1-5）：可选神门、肺、内分泌、交感、枕、肾上腺等，临证加减。

（三）操作要点

❶ 先用75%酒精棉球消毒穴位，两手各持镊子，将消毒后的揿针分别刺入各穴中，再用0.75cm见方的胶布固定，使之粘贴牢固。嘱患者每日得闲自行按压各针数次。严重者3日换贴1次，一般患者5日换贴1次。

❷ 疗程：10次/疗程。

六、按语

白驳风，西医称之为白癜风，是一种常见的获得性、局限性或泛发性皮肤、黏膜色素脱失性疾病。中医特色疗法揿针治疗白癜风具有独特优势，根据白癜风不同证型选取特定的穴位，肝郁气滞者予以针刺足三里、曲池等穴位疏肝行气解郁；肝肾不足者留针肝俞、肾俞等补益肝肾；血瘀者配以血海、三阴交等穴位活血行气而达到治疗效果。揿针穴位留针的方式能有效通过对体表皮部的持续微弱刺激，经过经络的传输，从而起到调和全身气血、荣养肌肤的作用。

七、注意事项

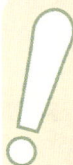

- 埋针处不宜水浸泡。夏季多汗时，要检查埋针处有无汗浸、皮肤发红等。如见发红、疼痛要及时检查，有感染现象应立即取针，给予常规外科包扎处理。如有发热等全身反应时，适当给予抗生素或中药清热解毒药治疗。
- 患者可以用手指间断按压针柄，以加强刺激，提高效果，但应注意手部的卫生。
- 严重高血压、冠心病患者慎用；孕妇下腹、腰骶部禁针。

第二节　黧黑斑（黄褐斑）

一、定义

黧黑斑是一种发生于颜面部位的局限性淡褐色或褐色色素沉着性皮肤病。中青年女性多发，临床表现为对称分布于暴露颜面部位的色素沉着斑，平铺于皮肤表面，抚之不碍手，压之不褪色。古代文献亦称之为"肝斑"。本病相当于西医的黄褐斑（图12-2-1）。

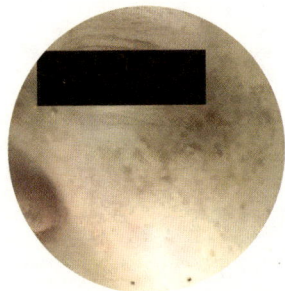

图 12-2-1　黧黑斑

二、病因病机

本病多与肝、脾、肾三脏关系密切，气血不能上荣于面为主要病机。如情志不畅，肝郁气滞，气郁化热，熏蒸于面，灼伤阴血而生；或冲任失调，肝肾不足，水火不济，虚火上炎所致；或慢性疾病，营卫失和，气血运行不畅，气滞血瘀，面失所养而成；或饮食不节，忧思过度，损伤脾胃，脾失健运，湿热内生，上熏颜面而致病。

三、诊断要点

1 本病多见于妊娠期、长期服用避孕药、生殖器疾患以及月经紊乱的妇女，也可累及中年男性。

2 多分布于前额、颧部或面颊的两侧。

3 皮疹为色素沉着斑片，深浅不定，淡黄灰色或咖啡色，大小不等，形态各异，孤立散在或融合成片，一般多呈蝴蝶状。

4 无自觉症状。

5 病程经过缓慢。

四、辨证分型

❶ 肝郁气滞证

多见女性，斑色深褐，弥漫分布，伴有烦躁不安，胸胁胀满，经前乳房胀痛，月经不调，口苦咽干。舌红、苔薄，脉弦细。

❷ 肝肾不足证

斑色褐黑，面色晦暗，伴有头晕耳鸣，腰膝酸软，失眠健忘，五心烦热。舌红少苔，脉细。

❸ 脾虚湿蕴证

斑色灰褐，状如尘土附着，伴有疲乏无力，纳呆困倦，月经色淡，白带量多。舌淡胖边有齿痕，脉濡或细。

❹ 气滞血瘀证

斑色灰褐或黑褐，伴有慢性肝病者或月经色暗，有血块，或痛经。舌暗红有瘀斑，脉弦涩。

五、揿针治疗

（一）治疗前准备

常规消毒针具、镊子。根据选穴嘱患者取合适体位。

（二）选穴

❶ 体穴（图12-2-2）：肝郁气滞证可选肝俞、太冲、血海、内关、足三里等；肝肾不足证可选肾俞、肝俞、太溪、复溜、照海、足

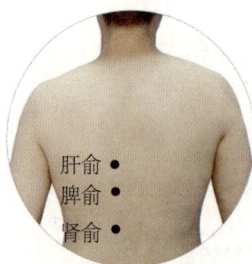

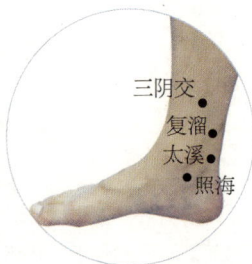

A.肝俞、脾俞、肾俞 　　B.三阴交、复溜、太溪、照海 　　C.合谷

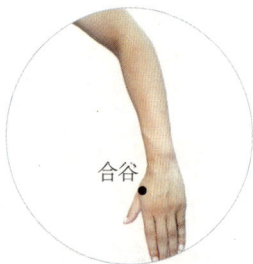

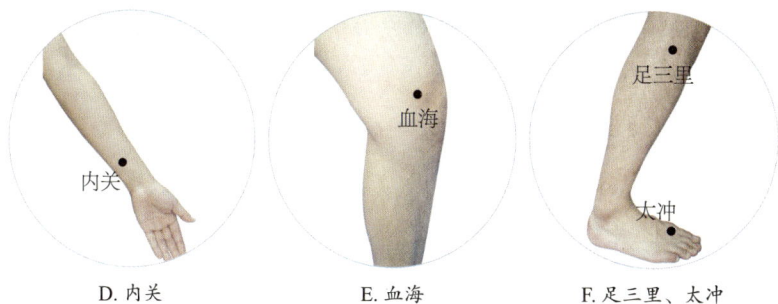

D. 内关　　　　　　　E. 血海　　　　　　F. 足三里、太冲

图 12-2-2　黧黑斑体穴选穴

三里、血海等；脾虚湿蕴证可选胃俞、脾俞、足三里、血海等；气滞血瘀证可选合谷、三阴交、足三里等，临证加减。

❷ 耳穴（图12-2-3）：可选内分泌、皮质下、肝、肾、交感、大肠、肺等，临证加减。

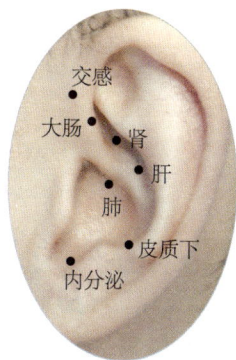

图 12-2-3　黧黑斑耳穴选穴

（三）操作要点

❶ 先用75%酒精棉球消毒穴位，两手各持镊子，将消毒后的揿针分别刺入各穴中，再用0.75cm见方的胶布固定，使之粘贴牢固。嘱患者每日得闲自行按压各针数次。严重者3日换贴1次，一般患者5日换贴1次。

❷ 疗程：10次/疗程。

六、按语

黧黑斑，西医称之为黄褐斑，是一种常发于中青年女性面部的色素沉着性、损美性皮肤病，严重危害患者身心健康。该病病因尚不十分明确，所以一直是医疗美容界研究热点。黄褐斑从经脉辨，《阴阳十一脉灸经》《内经》中均有黄褐斑发病与足厥阴肝经、足少阴肾经、足少阳胆经、足阳明胃经有关的记载。人体之经脉内联脏腑，外络肢节，黄褐斑的发生与经络之间的不协调有关。从脏腑辨，无论古籍中记载还是近现代医家文献研究，多提示与肝、脾、肾三脏密不可分。从气血辨，"无瘀不成斑"，指出"瘀血"为其病因。《疡医大全》亦补充道"疑事不决者，多有之"，指出其根源于"忧思抑郁"。

撳针治疗黄褐斑可采用耳穴、体穴相配合的方法，根据全身症状取穴，另外可配合穴位注射，或用梅花针、滚针等多种针灸方法进行治疗，相互为用，可起调整全身功能、理气活血之功效。撳针浅刺于皮肤，且施术部位不局限于特定的腧穴，同时针刺的点状刺激时间也得以增长，从而通过对经络皮部的刺激，一方面能开腠理而祛邪治病；另一方面，根据临床的辨证论治，对于不同证型的黄褐斑患者予以不同穴位的针刺治疗，能更有效地使患者得到较为适合自身的治法，如肝郁气滞者选取肝俞、太冲等疏肝理气，活血消斑；肝肾不足者选取肾俞、肝俞等补益肝肾、滋阴降火；脾虚湿蕴者选取脾俞、血海等健脾益气、祛湿除斑；气滞血瘀者选取合谷、三阴交等活血化瘀，以达到祛斑的目的。

七、注意事项

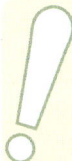

- 治疗结束后24小时内禁止沾水。
- 密切注意治疗部位有无异常红肿和液体渗出，预防感染。
- 下列患者禁用：妊娠或哺乳期者；合并循环、神经、泌尿、消化、呼吸及血液等各系统严重疾病者；患有精神障碍性疾病的患者；颧部褐青色痣、瑞尔黑变病等其他疾病继发的色素沉着者；恐惧针灸，无法配合者。

第十三章 13 黏膜疾病

第一节 唇风（唇炎）

一、定义

唇风是一种唇部黏膜慢性炎症性疾病，临床上以局部红肿痒痛、干燥开裂、溃烂流黄水、反复脱屑为特征，多发于下唇部。古代文献称之为"舔唇风""唇湿""驴嘴风""紧唇"等。本病相当于西医的唇炎（图13-1-1）。

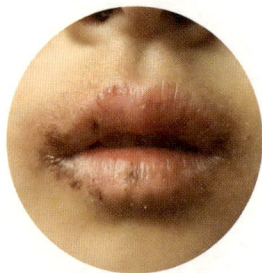

图 13-1-1 唇风

二、病因病机

本病多因脾胃湿热内蕴，郁久化火，火邪熏蒸而成。脾开窍于口，其华在唇，脾气健运则口唇红润光泽，若脾经湿热内蕴，郁久化火，上蒸于口，化燥伤阴，则唇干皲裂、叠起白屑。

三、诊断要点

❶ 上下唇可同时发生，但以下唇多见。

❷ 有接触刺激性或致敏性化学物质、长期日光照射、咬唇和舔唇习惯、吸烟或感染史。斑贴试验有助于诊断和防治。

❸ 急性表现为口唇红肿、水疱、糜烂、结痂，痂下有分泌物，有针刺感或灼痛感。

❹ 慢性唇炎表现为口唇肿胀、肥厚、干燥、脱屑和皲裂。

❺ 人工性唇炎为咬唇和舔唇习惯造成，局部见血痂、表皮剥脱与增厚。

❻ 少数患者可出现口唇白斑，呈半透明象牙色，表面有光泽，有可能发展为癌前期病变。

四、辨证分型

❶ 风火湿热

唇部红肿作痒，破裂流水，灼热疼痛，嘴唇不时𥆧动，伴有口渴饮冷，口臭，大便干。舌质偏红，脉滑数。

❷ 阴虚血燥

唇肿燥裂，流水，甚者流血，痛如火燎，犹如无皮之状，结痂，伴有鼻息焮热，小便黄赤短涩。舌干少津，脉细数。

五、揿针治疗

（一）治疗前准备

常规消毒针具、镊子。根据选穴嘱患者取合适体位。

（二）选穴

❶ 体穴（图13-1-2）：主穴可选承浆、合谷，根据临床辨证，可配相应证型穴位：风火湿热证可选内关、神门、三阴交、内庭等；阴虚血燥证可选足三里、阴陵泉、三阴交等，临证加减。

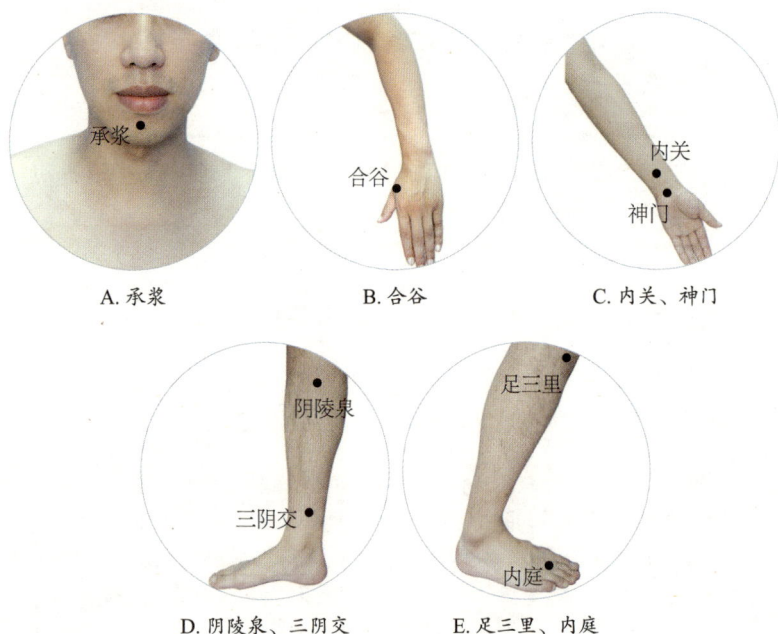

A. 承浆　　　　　B. 合谷　　　　　C. 内关、神门

D. 阴陵泉、三阴交　　　E. 足三里、内庭

图 13-1-2　唇风体穴选穴

❷ 耳穴（图13-1-3）：可选神门、口、内分泌、胃、脾、大肠等，临证加减。

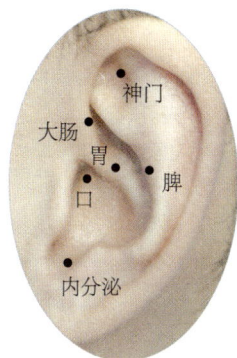

图 13-1-3　唇风耳穴选穴

（三）操作要点

❶ 先用75%酒精棉球消毒穴位，两手各持镊子，将消毒后的揿针分别刺入各穴中，再用0.75cm见方的胶布固定，使之粘贴牢固。嘱患者每日得闲自行按压各针数次。严重者3日换贴1次，一般患者5日换贴1次。

❷ 疗程：10次/疗程。

六、按语

慢性唇炎又称为慢性非特异性唇炎，是唇部的一种慢性、非特异性、炎症性病变。病程迁延，反复发作。中医认为其与脾胃的关系密切。足阳明胃经挟口环唇，下交承浆，因此唇部疾病多与胃经有关。针灸治疗慢性唇炎，选承浆穴以及头面五官各种疾患之要穴——合谷穴为主穴，辅以根据辨证论治原则取穴为配穴，通过刺激相关穴位，进而调节肝、脾、胃等脏腑的功能，促进三者功能的正常运转，推动胃肠蠕动，将胃排空以解除痞满之效果，从而促进脾胃运化，以治疗慢性唇炎。

七、注意事项

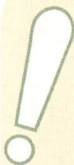

> ● 穴位、针具、镊子都要常规消毒。
> ● 老人、儿童、孕妇、体弱者宜选取卧位。
> ● 埋针期间局部发生感染应立即出针，并进行相应处理。
> ● 承浆穴及其他在关节、面部的穴位需严格注意操作规范。

第二节　阴疮（外阴白斑）

一、定义

外阴白斑是指外阴黏膜上的角化性白色斑片或斑块，临床上常常把外阴局部的皮肤、黏膜变白变粗或萎缩性疾病，统称为"外阴白斑"，如发生于女阴部位的称女阴白斑病。本病属古代文献中"阴痒""阴疮""阴蚀"等疾病的范畴。相当于西医的外阴白斑。

二、病因病机

本病虽生于外阴部位，实为脏腑、经络失调在局部的表现。肝脉绕阴器，肾开窍于二阴，故本病的发生与肝、肾等脏腑及其经脉关系密切。肝失调达，郁而化火；或肾阴不足，虚火内生，湿热之邪郁于局部而致；或肾气衰弱、血虚生风，筋脉肌肤失养而发病。

三、诊断要点

1 外阴黏膜白斑多见于女阴黏膜处，偶见于老年男性龟头及包皮内侧。

2 皮损为增厚的灰白色斑块，单发或多发，皮损表面粗糙、浸润肥厚，触之有韧硬感，刮除表面粗糙角化的黏膜，基底易出血。也可呈增生性、萎缩性变或疣状增厚。

3 多数患者伴有瘙痒，长期搔抓可引起湿疹样变。

4 组织病理表现为角化过度伴角化不全，棘层不规则肥厚，并有不同程度的细胞异形性，细胞排列紊乱，可见角化不良细胞。

四、辨证分型

❶ 肝经湿热证

外阴轻度红肿糜烂，奇痒无比，继而失去弹性似皮革，伴有胸胁胀满，头晕少眠，大便溏薄黄臭，纳差。苔黄腻，脉数。

❷ 肝肾阴虚证

久病热毒而致外阴干枯失养，轻度瘙痒，皮损萎缩而变硬，干燥皲裂，伴有五心烦热，耳鸣盗汗。舌红少苔，脉细数。

❸ 血虚风燥证

外阴干燥瘙痒呈广泛白色，菲薄如纸，兼有少许肥厚硬化增生皮岛，伴有腰膝酸软，面色无华，爪甲不荣，皮肤干枯。舌苔薄白，脉细弱。

五、揿针治疗

（一）治疗前准备

常规消毒针具、镊子。根据选穴嘱患者取合适体位。

（二）选穴

❶ 体穴（图13-2-1）：肝经湿热证可选太冲、蠡沟、曲泉、三阴交等；肝肾阴虚证可选中极、太溪、三阴交等；血虚风燥证可选关元、中极、足三里等，临证加减。

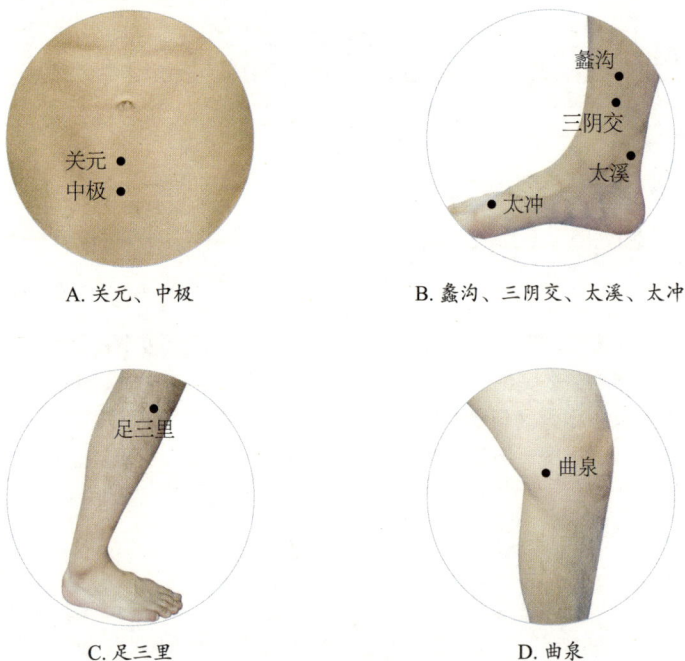

A. 关元、中极

B. 蠡沟、三阴交、太溪、太冲

C. 足三里

D. 曲泉

图 13-2-1　阴疮体穴选穴

❷ 耳穴（图13-2-2）：可选外生殖器、脾、肾、子宫、肝、三焦等，临证加减。

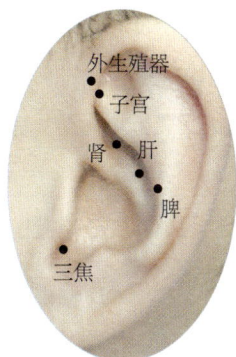

图 13-2-2　阴疮耳穴选穴

（三）操作要点

❶ 先用75%酒精棉球消毒穴位，两手各持镊子，将消毒后的揿针分别刺入各穴中，再用0.75cm见方的胶布固定，使之粘贴牢固。嘱患者每日得闲自行按压各针数次。严重者3日换贴1次，一般患者5日换贴1次。

❷ 疗程：10次/疗程。

六、按语

　　外阴白斑，是一种女性外阴皮肤、黏膜组织发生变性及色素减退的慢性疾病，多发于生育期及老年期妇女，如果治疗不当，容易迁延不愈，甚至恶变。中医认为该病与肝、脾等脏腑的失养有关，针灸治疗该病可以祛除外阴的风邪湿毒，疏通患部之气血。外阴白斑肝经湿热证者，予以针刺太冲、蠡沟、曲泉以疏肝解郁，调理气血，配以足三阴经之交会穴——三阴交，共同疏肝清热；肝肾阴虚证者，太冲脉衰，外阴失养，以针刺中极、太溪、三阴交补益肝肾，活血养血为本；血虚风燥证者肾气虚衰，气血不足，致使冲任受累，血虚化燥致病，予以针刺关元、中极、足三里益肾健脾。针灸通过改善外阴深部结缔组织中神经血管营养状况，从而使变性的组织和异常的色素代谢恢复正常，从而达到治疗外阴白斑的效果。

七、注意事项

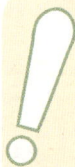

- 初次接受治疗的患者，应首先消除其紧张情绪。
- 埋针部位持续疼痛时，应调整针的深度、方向，调整后仍疼痛应出针。
- 埋针期间局部发生感染应立即出针，并进行相应处理。
- 禁针：孕妇下腹、腰骶部；金属过敏者；紫癜和瘢痕部。

14

第十四章

皮肤血管病

第一节　葡萄疫（过敏性紫癜）

一、定义

　　葡萄疫是血管壁渗透性或脆性增高所致皮肤、黏膜下出现瘀点或瘀斑为主要表现的一种血管炎性疾病。其临床特点是皮肤或黏膜出现紫红色瘀点、瘀斑，压之不褪色，可伴有腹痛、关节痛或肾脏病变，一般无血液系统疾病。古代文献中"肌衄""斑毒""紫癜风"等疾病描述与本病亦有相似之处。相当于西医的过敏性紫癜（图14-1-1）。

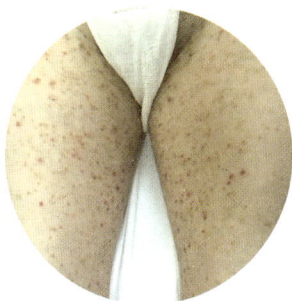

图 14-1-1　葡萄疫

二、病因病机

　　本病总由禀赋不耐，脏腑蕴热，络脉被热邪损伤，遂使血不循经，外溢于皮肤，内渗于脏腑而成。或有风热之邪阻于肌表；或因风湿热之邪阻塞络道和关节；或兼湿热之邪蕴结于肠胃之间；或内伤脏器，肾气不充，气化失司，湿热下注所致。

三、诊断要点

❶ 本病好发于儿童及青少年，男女皆可发病。

❷ 发病前有上呼吸道感染史，或药物、食物过敏等病史。

❸ 典型皮损症状：皮肤分批出现对称分布、大小不等、高出皮肤、压之不褪色的针尖到黄豆大小鲜红色斑丘疹样紫癜，以双下肢伸侧及臀部为多。

❹ 约2/3患者出现消化道症状，以脐周或下腹部绞痛伴呕吐为主；部分患者同时伴有关节痛和尿异常改变。

❺ 血小板计数正常或升高，出血、凝血时间正常，血块收缩试验正常。部分患者毛细血管脆性试验阳性，血沉轻度增快。肾脏受累者尿常规可有镜下血尿、蛋白尿等肾脏损害表现。肾组织活检可确定肾脏病变性质。有消化道症状者大便隐血试验多阳性。

❻ 除外其他疾病引起的血管炎及其他出血性疾患。

四、辨证分型

❶ 热毒发斑证

起病急，皮疹为鲜红色较密集的瘀点或瘀斑，高出皮面。伴发热恶寒，咽痛口干，甚者鼻衄，大便秘结，小便短赤。舌质红绛、舌苔黄腻，脉洪数。本证多见于单纯型。

❷ 湿热伤络证

皮疹多见于下肢，为鲜红色较密集的瘀点、瘀斑或大片紫癜。伴关节红肿疼痛、肿胀，或恶心、呕吐、腹痛、便血，或血尿。舌质红、舌苔黄腻，脉滑数。本证多见于关节型、腹型及肾型。

❸ 脾气亏虚证

病程较长，反复发作，迁延日久，皮疹紫暗或暗淡，分布稀疏。伴面色萎黄，神疲气短，自汗乏力，纳呆便溏。舌质淡，或有齿痕，舌苔薄，脉濡细。

❹ 脾肾两虚证

病程日久，反复发作，皮疹紫红。伴见面色萎黄，神疲乏力，午后潮红，颧红盗汗，五心烦热。舌质红、少苔，脉细数；或皮疹淡紫，触之欠温，遇寒加重。伴见头晕耳鸣，腰膝酸软，身寒肢冷，腹痛喜按，食少纳呆，五更泄泻。舌质淡、舌苔薄，脉沉迟。

五、揿针治疗

（一）治疗前准备

常规消毒针具、镊子。根据选穴嘱患者取合适体位。

（二）选穴

❶ 体穴（图14-1-2）：选取足三里、三阴交。湿热型：取中脘、天枢、足三里、阴陵泉。经验取穴：双侧涌泉、夹脊胸、三阴交、血海。或主穴取曲池、气海、足三里，配穴取内关、天枢、筑宾、飞扬。

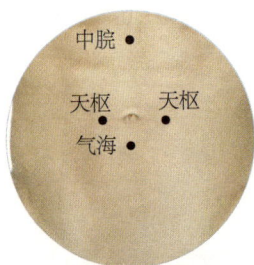

A. 中脘、天枢、气海

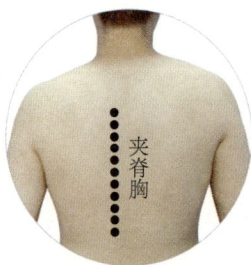

B. 夹脊胸

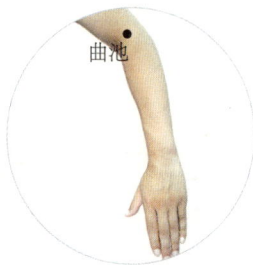

C. 曲池

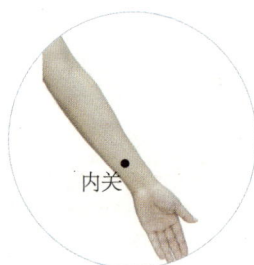

D. 内关

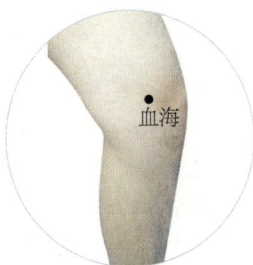

E. 血海

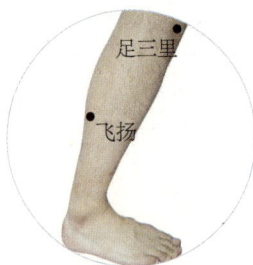

F. 足三里、飞扬

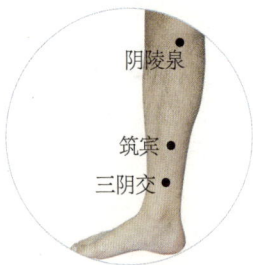

G. 阴陵泉、筑宾、三阴交

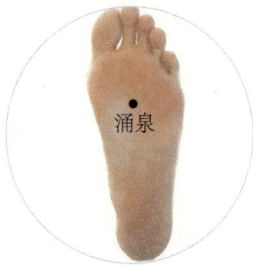

H. 涌泉

图 14-1-2　葡萄疫体穴选穴

❷ 耳针（图14-1-3）：取穴肾上腺、脾、内分泌、肺、枕部，两耳交替。

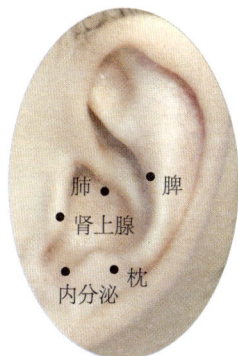

肺● ●脾
●
肾上腺
●
内分泌 ●枕

图 14-1-3　葡萄疫耳穴选穴

（三）操作要点

❶ 先用75%酒精棉球消毒，两手各持镊子，将消毒后的揿针分别刺入各穴中，再用0.75cm见方的胶布固定，使之粘贴牢固。嘱患者每日得闲自行按压各针数次。

❷ 严重者3日换贴1次，一般患者5天换贴1次，每次选6~8个穴位，两耳交替。

六、按语

　　葡萄疫的形成主要由于禀赋不耐，邪伤脉络所致。血不循经或瘀血阻滞脉络，血溢脉外，凝滞肌肤，发为紫斑。累及脏腑则发为血尿、腹痛、便血之症。辨证首分虚实，实者以热毒、湿热为主，虚者以气虚、阴虚、阳虚多见。治疗早期以清热凉血、活血化瘀为主，后期以补脾益肾为基本原则，结合病证，对症治疗，标本兼治，必要时配合糖皮质激素。同时尽可能寻找并避免过敏原。

七、注意事项

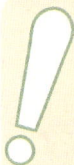

- 埋针处不宜水浸泡。夏季多汗时，要检查埋针处有无汗浸、皮肤发红等。如见发红、疼痛要及时检查，有感染现象立即取针。埋针发生疼痛可以调整针的深度、方向，调整无效时，可能有炎症发生，应取针。
- 患者可以用手指间断按压针柄，以加强刺激量，提高效果，但应注意手的卫生。
- 若埋针处已发生感染，应给予常规外科包扎处理。如有发热等全身反应时，适当给予抗生素或中药清热解毒药治疗。
- 严重高血压、冠心病患者慎用。孕妇忌用。

第二节　脱疽（糖尿病足）

一、定义

糖尿病足又称糖尿病性坏疽，是由于糖尿病引起的下肢动脉病变和局部神经异常所致的足部缺血、感染，严重者出现溃疡、坏疽的一种周围血管疾病。此病是糖尿病常见而严重的并发症之一，是糖尿病患者致死致残的主要原因。本病属于古代文献中"脱疽"之范畴（图14-2-1）。

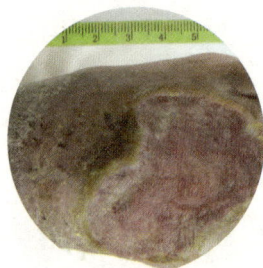

图 14-2-1　脱疽

二、病因病机

本病是在消渴病的基础上发展而来的，消渴病的基本病机为燥热偏盛，阴津亏耗，病久则阴消气耗，而致气阴两伤或阴阳俱虚。在阴津亏损、燥热偏盛的基础上，热烁津伤，血脉瘀滞；气阴两虚，运血无力；血脉瘀阻。过食肥甘，痰浊湿热内生，湿性重浊黏滞，湿热下注。若瘀血湿浊阻滞脉络，营卫瘀滞，日久化热，或患肢破损，外感邪毒，热毒蕴结，而致肉腐、筋烂、骨脱，如是则为肢端坏疽。

三、诊断要点

1 大多发生于中老年人，男多于女，糖尿病病史在5~10年以上，多伴有高脂血症、冠心病、脑血管病等病史。

2 坏疽部位下肢多见，常双侧发病，一侧较重。

3 发病缓慢，症状逐渐加重。

4 早期症状主要表现感觉异常，自觉患肢发凉怕冷、麻木、皮肤瘙痒，继而出现肌肉疼痛，间歇性跛行，伴肢体疲乏无力。随着病情的进展，患肢足趾、足部或小腿出现静息痛，尤以夜间为甚。

5 多伴皮肤干燥、无汗，皮肤及肌肉萎缩，肢体感觉减弱或消失，很快足趾、足部出现青紫，疼痛更剧烈，继则发生溃疡、坏疽。

四、辨证分型

❶ 血脉瘀阻型证

患趾（指）酸胀疼痛加重，步履沉重乏力，活动艰难，患趾（指）肤色由苍白转为暗红，下垂时更甚，抬高则见苍白，小腿可有游走性红斑、结节或硬索，疼痛持续加重，彻夜不能入寐，舌暗红或有瘀斑，脉弦或涩，跌阳脉消失。

❷ 寒湿阻络型证

患趾（指）喜暖怕冷，肤色苍白冰凉，麻木疼痛，遇冷痛剧，步履不利，多走则疼痛加剧，小腿酸胀，稍歇则痛缓（间歇性跛行），苔白腻，脉沉细，跌阳脉减弱或消失。

❸ 湿热毒盛型

患肢剧痛，日轻夜重，喜凉怕热，局部皮肤紫暗，肿胀，渐变紫黑，浸润漫延，溃破腐烂，气秽，创面肉色不鲜，甚则五趾相传，波及足背，或伴有发热等症，舌红、苔黄腻，脉弦数。

❹ 热毒伤阴型

皮肤干燥，毫毛脱落，趾（指）甲增厚变形，肌肉萎缩，趾（指）多呈干性或湿性坏疽，舌红、苔黄，脉弦细数。

❺ 气血两虚型

面容憔悴，萎黄消瘦，神情倦怠，坏死组织脱落后疮面久不愈合，肉芽暗红或淡红而不解，舌淡胖，脉沉细无力。

五、揿针治疗

（一）治疗前准备

依据皮损部位，嘱患者取坐位或卧位，充分暴露治疗穴位。

（二）选穴

体穴（图14-2-2）：太冲、太溪。配穴：太白、悬钟、三阴交、通谷、申脉、照海、足三里。

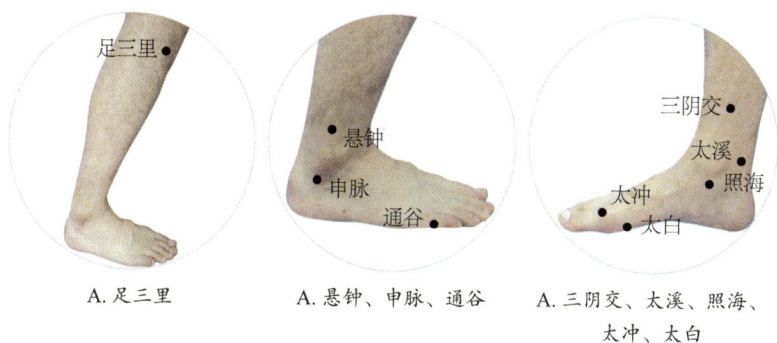

A.足三里　　　　　A.悬钟、申脉、通谷　　　A.三阴交、太溪、照海、
　　　　　　　　　　　　　　　　　　　　　　　太冲、太白

图 14-2-2　脱疽体穴选穴

（三）操作要点

❶ 用75%酒精棉球进行局部皮肤消毒后，用揿针在太冲、太溪。配穴：太白、悬钟、三阴交、通谷、申脉、照海、足三里各埋一针，揿针埋针48小时，埋针时应注意避开表浅血管，以患者无痛和不影响活动为原则。嘱患者定时适当按压揿针，以提高疗效。

❷ 疗程：隔日治疗1次，2次/疗程。

六、按语

《素问·举痛论》曰："寒气入经而稽迟，泣而不行，客于脉外则血少，客于脉中则气不通，故卒然而痛。"脾气不健、肝肾不足、寒湿侵袭是造成脱疽的主要原因。脾肾阳气不足，肢体失于温煦，复感外来寒湿之邪，则气血遇寒凝滞，经脉阻遏，不通则痛；脾为气血化生之源，脾气不健则肢体气血失于濡养，枯槁不荣，不容则痛；肝肾不足，脉络空虚，外感湿寒，郁久化热，湿毒浸淫，脉络闭阻，肢末脉络不通，甚而焦黑坏疽。揿针的本质在于调气血、化瘀滞。经络在人体内运行气血，联络脏腑，贯通内外上下，沟通表里，无所不在，气滞血瘀造成经络阻塞，最终导致阴阳失调，疾病的发生。太白、悬钟、通谷、三阴交、足三里、申脉、照海等穴均位于足部，针灸治疗，通过疏通局部的经络之气，改善局部微循环和组织缺氧状态，减轻疼痛并促进创面的愈合。同时，太冲、太溪为肝、肾二经的原穴，乃肝、肾二经维持正常生理功能之根本，针刺两穴可达到滋补肝肾的作用，改善脱疽患者久病累及肝肾出现的各类症状。

七、注意事项

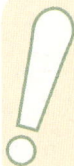

!
- 初次接受治疗的患者，应首先消除其紧张情绪。
- 老人、儿童、孕妇、体弱者宜选取卧位。
- 埋针部位持续疼痛时，应调整针的深度、方向，调整后仍疼痛应出针。

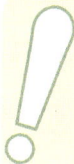

第三节　筋瘤（下肢静脉曲张）

一、定义

筋瘤是以筋脉色紫，盘曲突起如蚯蚓状，形成团块状为主要表现的浅表静脉病变。古代文献称之为"筋瘤"。本病相当于西医的下肢静脉曲张。

二、病因病机

本病多由于长期从事站立负重工作，劳倦伤气，或多次妊娠，气滞血瘀，血壅于下，结成筋瘤；或骤受风寒或涉水淋雨，寒湿侵袭，凝结筋脉，筋挛血瘀，成块成瘤；或因外伤筋脉，瘀血凝滞，阻滞筋脉络道而成。

三、诊断要点

① 好发于长久站立工作者或怀孕的妇女，多见于下肢。

② 早期感觉患肢坠胀不适和疼痛，站立时明显，行走或平卧时消失。

③ 患肢浅静脉逐渐怒张，小腿静脉盘曲如条索状，色带青紫，甚则状如蚯蚓，瘤体质地柔软，抬高患肢或向远心方向挤压可缩小，但患肢下垂放手顷刻充盈回复。

④ 在肿胀处发生红肿、灼热、压痛等症状。

⑤ 病程久者，皮肤萎缩，颜色褐黑，易伴发慢性溃疡。

⑥ 多普勒超声检查可探测出有静脉瓣膜功能不全。

四、辨证分型

❶ 湿邪阻滞证

患肢有沉重困胀感，可出现可凹性水肿，口淡不渴，全身症状不明显，舌质淡、苔薄白或白腻，脉滑。

❷ 湿邪瘀阻证

患肢肤色略暗，浅静脉迂曲膨出或皮下毛细血管迂曲扩张，局部肤温可略有升高，可有结节或条索，质硬韧，足靴区肌肤甲错，可出现色素沉着，舌质暗紫，舌苔白或白腻，舌下脉络迂曲紫暗，脉细涩。

❸ 湿毒瘀热证

患肢胀痛，肤色紫暗，浅静脉明显迂曲扩张，患肢或静脉曲张局部肤温明显高于正常，可有湿疹样皮炎，发为臁疮者，疮面色暗，水肿可不明显，渗液不多，伴口渴但饮而不解渴，舌质暗红或紫暗、苔薄黄，脉细涩。

五、揿针治疗

（一）治疗前准备

常规消毒针具、镊子。根据选穴嘱患者取合适体位。

（二）选穴

❶ 体穴（图14-3-1）：带脉，冲门，箕门，伏兔，曲泉，阳陵泉，血海，梁丘，四强，膝阳关，内、外膝眼。

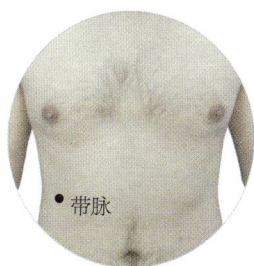

A. 带脉

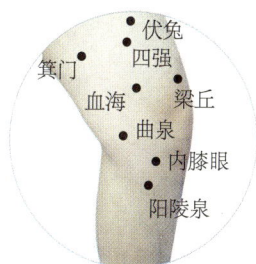

B. 伏兔、四强、箕门、血海、梁丘、曲泉、内膝眼、阳陵泉

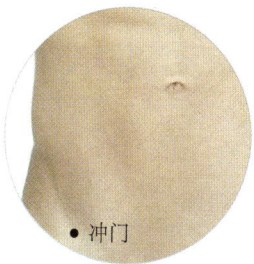

C. 冲门

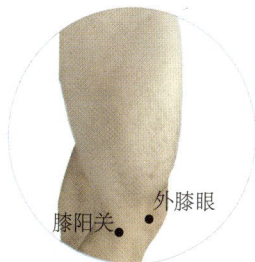

D. 外膝眼、膝阳关

图 14-3-1　筋瘤体穴选穴

❷ 耳穴（图14-3-2）：取心、肝、脾、肾、交感、肾上腺、皮质下、三焦、内分泌、跟、踝、膝为主穴，耳尖、神门、耳背沟。

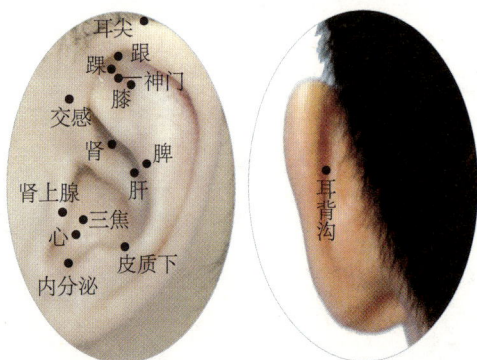

图 14-3-2　筋瘤耳穴选穴

（三）操作要点

❶ 用75%酒精棉球进行局部皮肤消毒后，用揿针刺入各穴中，确保针尖埋入皮肤内，垂直按压3~5次，并向患者示范解释正确的按压方法。用患者自觉最舒适的力度垂直按压埋针部位，不宜旋转按压和捏揉，并嘱患者定时适当按压揿针。

❷ 疗程：1天3次按压埋针部位，早、中、晚各1次，每次1~2分钟。

六、按语

中医学把下肢静脉曲张称为筋瘤，合并湿疹时称为湿疮，合并溃疡时称为臁疮，又称为裙边疮、裤口毒，经久难愈，俗称老烂脚，是一种比较难以治愈的疾病。本病病位在脉络，病机与湿、瘀、虚密切相关，脾气不足贯穿于疾病的始终，治疗上应抓住这一根本方能奏效。带脉失约也是该病发病的重要机制，与肝的关系密切。脾胃为后天之本，脾主统血，而脾又主四肢，故下肢的气血失常应首先考虑脾胃两经的功能失调。劳倦内伤，久立久行或者先天脾气不足，中气下陷，脉络失畅，影响局部的气血运行，瘀血于络脉之中，气滞血凝而成；血液瘀滞于筋脉，日久瘀血溢出脉外与湿邪相合现于皮下则出现色素沉着，湿瘀血阻滞于筋脉溢于肌肤，肌肤失去濡养则出现一系列皮肤干燥、粗糙、瘙痒，搔抓后渗水等湿疹样皮炎的改变，一旦抓破或外伤碰破则毒邪内侵，与湿邪相合血瘀日久化热，热盛肉腐则易形成溃疡，湿性重浊黏腻，故本病往往病程日久反复发作不易痊愈。带脉是奇经八脉之一，是人体唯一横行的经脉，绕身一周，相交于任、督二脉，具有统摄、益气升提、增加下肢经络的约束作用，对于脾气不足，带脉失约引起的下肢脉络曲张有很好的治疗作用。

七、注意事项

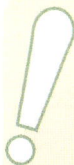

- 治疗部位结束后24小时禁止沾水。
- 密切注意治疗部位有无异常红肿和液体渗出，预防感染。
- 下列患者禁用：妊娠或哺乳期者；合并循环、神经、泌尿、消化、呼吸及血液等各系统严重疾病者；患有精神障碍性疾病患者；恐惧针灸，无法配合者。
- 禁止在皮肤红肿、皮损局部、瘢痕部、体表血管明显的部位埋针，禁止对金属过敏者埋针。

第十五章 15

结缔组织病

第一节 红蝴蝶疮(红斑狼疮)

一、定义

红蝴蝶疮是一种可累及皮肤及全身多脏器的自身免疫性疾病。在中医古代文献中尚未找到类似红蝴蝶疮的记载,但从临床表现看,可归属于中医的"温热发斑""痹证""水肿""心悸"等疾病范畴。临床常见类型为盘状红蝴蝶疮和系统性红蝴蝶疮。本病相当于西医的红斑狼疮(图15-1-1)。

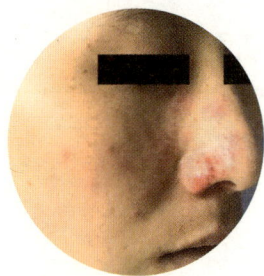

图 15-1-1 红蝴蝶疮

二、病因病机

本病总由先天禀赋不足,肝肾亏虚而成。因肝主藏血,肾主藏精，精血不足，虚火上炎；兼因腠理不密，日光暴晒，外热入侵，热毒入里，二热相搏，瘀阻脉络，内伤脏腑，外伤肌肤而发病。在整个发病过程中，热毒炽盛证可相继或反复出现，甚至表现为热毒内陷，热盛动风。疾病后期每多阴损及阳，累及于脾，出现脾肾阳虚证。

三、诊断要点

1 本病好发于中青年女性，男女之比约为1∶7~9。

2 感染、紫外线照射、药物、内分泌异常、过分劳累、精神创伤等均可促使本病的发生或加剧。

3 好发部位：盘状红斑狼疮大多仅局限于面部，以两颊、鼻部或者耳轮为主。亚急性皮肤型红斑狼疮主要分布在颜面、躯干和上肢伸侧，腰以下罕见。系统性红斑狼疮皮损多见于面部，其次为手足；内脏损害最多见的是肾，其他依次是心血管、呼吸系统、消化系统、精神神经系统、淋巴系统、眼等。

4 全身症状可有发热、关节酸痛等。

5 特征性皮损：盘状红斑狼疮皮损为边缘清楚的浸润性红斑和环形红斑。指甲根周围的紫红色斑片，指（趾）甲远端弧形红斑，狼疮发是系统性红斑狼疮的特征性皮损；雷诺现象、网状青斑等对系统性红斑狼疮的诊断具有参考价值。

6 系统损害：盘状红斑狼疮无系统损害，少数患者可转变为系统性红斑狼疮。亚急性皮肤型红斑狼疮仅有轻度的内脏损害。系统性红斑狼疮有肾脏损害、心血管损害、胸膜炎、间质性肺炎、肝损害等；精神、神经系统主要表现常是危重证候。

7 实验室检查：血沉加快，白细胞总数和血小板计数减少，抗核抗体阳性，抗ds-DNA抗体阳性和抗Sm抗体阳性，抗Ro、抗La抗体阳性，或能找到红斑狼疮细胞。

8 病程慢性，可持续数年或更长，但也有发展迅速的。

四、辨证分型

❶ 热毒炽盛证

相当于系统性红蝴蝶疮急性活动期。面部蝶形红斑，色鲜艳，皮肤紫斑、关节肌肉疼痛；伴高热，烦躁口渴，抽搐，大便干结，小便短赤，舌质红绛、苔黄腻，脉洪数或细数。

❷ 阴虚火旺证

斑疹暗红，常有腰脊酸痛，脱发，足跟痛，耳鸣耳聋和听力减退，男性遗精或阳痿，女性月经不调、闭经或久婚不孕，舌质红、苔薄，脉细数。

❸ 脾肾阳虚证

眼睑、下肢浮肿、胸胁胀满，尿少或尿闭，面色无华；腰膝酸软，面热肢冷，口干不渴，舌质淡胖，边有齿痕，苔少，脉沉细。

❹ 脾虚肝旺证

皮肤紫斑；伴胸胁胀满，腹胀纳呆，头昏头痛，耳鸣失眠，月经不调或闭经，舌紫暗或有瘀斑，脉细弦。

❺ 气滞血瘀证

多见于盘状局限型红蝴蝶疮；红斑暗滞，角质栓形成与皮肤萎缩；伴倦怠乏力，舌质暗红、苔白或光面舌，脉沉细涩。

五、揿针治疗

（一）治疗前准备

常规消毒针具、镊子。根据选穴嘱患者取合适体位。

（二）选穴

❶ 体穴（图15-1-2）：大椎、风池、百会、通天、目窗、颧髎、下关、承浆、天突、合谷、肓俞、三阴交。

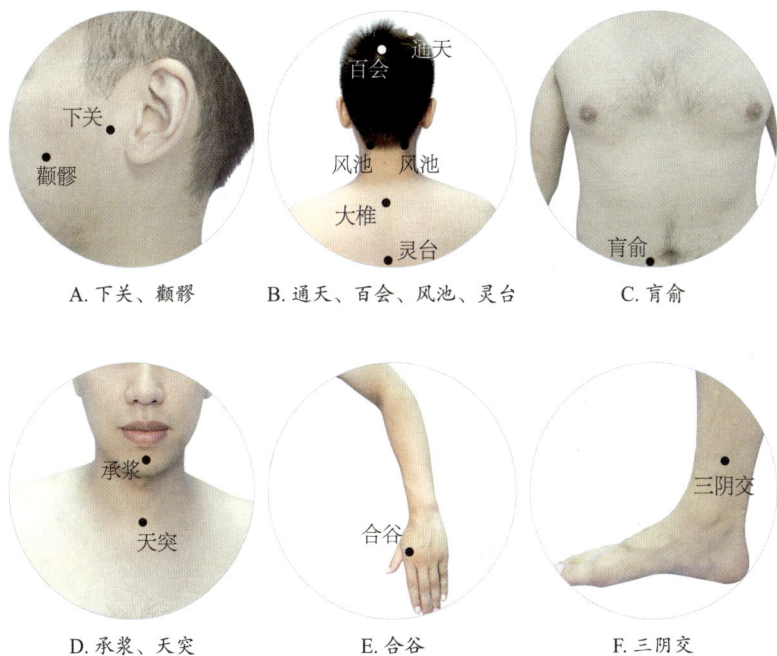

A. 下关、颧髎　　　B. 通天、百会、风池、灵台　　　C. 肓俞

D. 承浆、天突　　　E. 合谷　　　F. 三阴交

图 15-1-2　红蝴蝶疮体穴选穴

❷ 耳穴（图15-1-3）：取神门、皮质下、心、垂前、肾、内生殖器、肝、胆、交感、耳尖；十二指肠、小肠、耳迷根。

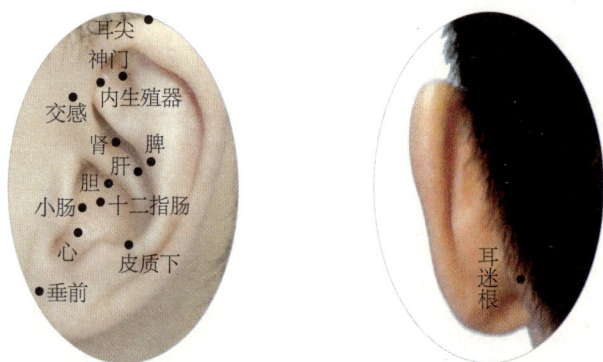

图 15-1-3　红蝴蝶疮耳穴选穴

（三）操作要点

❶ 用75%酒精棉球进行局部皮肤消毒后，用揿针刺入各穴，确保针尖埋入皮肤内，垂直按压3~5次，并向患者示范解释正确的按压方法。用患者自觉最舒适的力度垂直按压埋针部位，不宜旋转按压和捏揉，并嘱患者定时适当按压揿针。

❷ 疗程：1天3次按压埋针部位，早、中、晚各1次，每次1~2分钟。

六、按语

红斑狼疮是自身免疫性疾病之一，按其病情轻重度程度，可分为盘状红斑狼疮（DLE）、深部红斑狼疮（PLE）、亚急性皮肤型红斑狼疮（ScLE）、系统性红斑狼疮（SLE）和重叠型红斑狼疮（OLE）。轻者损害主要局限于皮肤，重者除皮损外，尚可累及肾、心、肝、脑等多脏器。当代医学对红斑狼疮的病因尚无定论，多数认为可能相关的主要因素有遗传因素，遗传是红斑狼疮发病的重要因素。传统中医文献中无红斑狼疮病名的记载，中医学将其归属于阴阳毒范畴。《金匮要略》早就提到阳毒之为病，面赤斑斑如锦纹，咽喉痛，唾脓血……取风池、大椎，为足少阳、阳维之会和手足诸阳之会，均有和阳祛风功效；百会，又名"三阳五会"，是"手足三阳、督脉之会"，头为诸阳之会，本穴处于颠顶，能贯通诸阳之经，可疏通头部之气以清利头目。患者红斑多长于手阳明大肠经走行处，远部取穴，百会、大椎、风池、合谷四穴合用，可祛除上部风热，又可通阳，配伍通天、目窗、颧髎等头面部局部腧穴，以疏散风热，治疗红斑，此为治标。另针对兼症取穴听官、外关治疗耳聋。脾肾不足，故选脐周四穴之肓俞，肓俞为足少阴与冲脉交会穴，为肾脉入膏肓之处，取之以益肾壮骨；取通调足三阴经之三阴交，以调理诸脏腑经气，此为治本。

七、注意事项

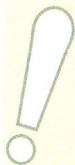

- 治疗部位结束后24小时禁止沾水。
- 密切注意治疗部位有无异常红肿和液体渗出，预防感染。
- 下列患者禁用：妊娠或哺乳期者；合并循环、神经、泌尿、消化、呼吸及血液等各系统严重疾病者；患有精神障碍性疾病患者；恐惧针灸，无法配合者。
- 禁止在皮肤红肿、皮损局部、瘢痕部、体表血管明显的部位埋针，禁止对金属过敏者埋针。
- 部分患者证情严重，可危及生命，需同中医药的其他疗法及西医共同治疗。

第二节 燥痹（干燥综合征）

一、定义

燥痹是一种累及全身外分泌腺的系统性自身免疫病，主要侵犯泪腺和唾液腺，以眼干、口干为主症。本病属于古代文献称"燥痹"范畴。相当于西医的干燥综合征。

二、病因病机

本病的发生乃燥毒为患，燥毒源于燥邪，而猛于燥邪，更加消烁阴液，败坏形体，内伤脏腑，外干九窍，出现口燥舌糜、目赤多眵、咽喉肿痛、关节肿痛变形、皮下瘀斑，甚则高热不退、喘粗憋闷等一系列表现。

三、诊断要点

❶ 中年女性多发。

❷ 眼干，呈干燥性角膜结膜炎；口干，唾液减少；关节炎或关节疼痛；皮肤干燥、脱屑、黏膜干燥或萎缩，毛发干燥、稀疏。

❸ 呼吸道黏膜腺体受累可发生气管炎、间质性肺炎、肺纤维化；消化道黏膜腺体受累可发生吞咽困难、胰腺炎、肝脾肿大。

④ 实验室检查：轻度贫血，血沉增快，RF（＋），抗SS-A抗体（＋），抗SS-B抗体（＋）；唾液腺和泪腺功能减退。

⑤ 组织病理：颌下腺、泪腺和腮腺内呈大量淋巴细胞浸润，后期被纤维组织代替。

四、辨证分型

❶ 阴虚内热证

咽干口燥，饮水频频，或伴难愈性口腔溃疡、牙龈出血，两眼干涩无泪或少泪，心烦失眠，大便干燥，舌质红少津，苔薄白而干或中剥少苔、无苔，脉细数。

❷ 气阴两虚证

口眼干燥，唇干皲揭，纳呆气短，进干食困难，关节酸痛，神疲乏力，舌淡胖，舌尖红，少苔，脉细数

❸ 阳虚失运证

口干咽燥，无唾少津，不欲饮水，眼鼻干燥，视物模糊，食少纳呆，不能吞咽干物，食后腹胀，倦怠乏力，大便稀溏，小便频数，女子兼见月经不调，带下清稀，性欲冷淡，舌淡苔白，脉迟缓。

❹ 气滞血瘀证

见口干咽燥，但欲漱水不欲咽，眼干涩少泪，形体消瘦，肌肤甲错或见红斑，毛发干枯，四肢关节疼痛，或见关节肿大畸形，屈伸不利，女子兼见月经量少或闭经，阴道干涩，舌质紫暗有瘀点、少津，苔少或无苔，脉细涩。

五、揿针治疗

（一）治疗前准备

常规消毒针具、镊子。根据选穴嘱患者取合适体位。

（二）选穴：

❶ 体穴（图15-2-1）：主穴以肾俞、太溪、三阴交、肺俞、肝俞、脾俞，配穴以合谷、廉泉、足三里、曲泽、血海。

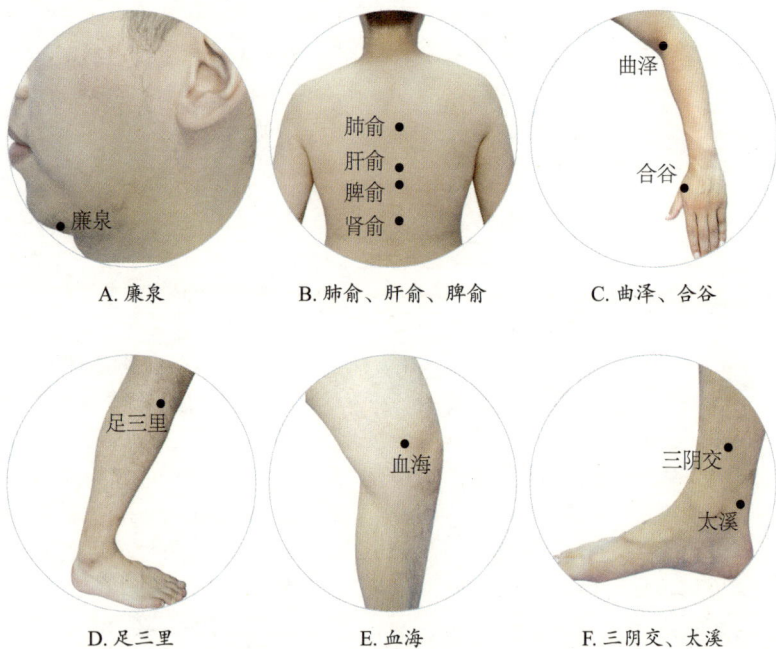

图 15-2-1　燥痹体穴选穴

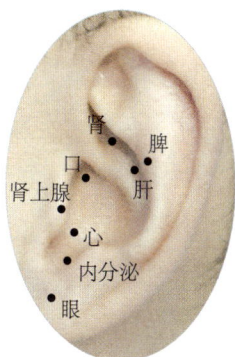

❷ 耳穴（图15-2-2）：肾上腺、口、眼、肝、脾、肺、肾、心、内分泌。

图 15-2-2　燥痹耳穴选穴

（三）操作要点

❶ 用75%酒精棉球进行局部皮肤消毒后，用揿针刺入各穴中，确保针尖埋入皮肤内，垂直按压3-5次，并向患者示范解释正确的按压方法。用患者自觉最舒适的力度垂直按压埋针部位，不宜旋转按压和捏揉，并嘱患者定时适当按压揿针。

❷ 疗程：1天3次按压埋针部位，早、中、晚各1次，每次1~2分钟。

六、按语

干燥综合征中医称为"燥痹"，是一种系统性自身免疫疾病，以侵犯外分泌腺和高度淋巴细胞浸润为特征，临床以口干、眼干、关节肿痛为首发症状。其基本病机以阴亏为本，燥热为标，贯穿疾病发展的始终。《素问·阴阳应象大论》云："燥胜则干"，指出燥邪致病易伤阴液，内燥多为津液枯涸之阴虚内热证，也有气阴两虚、瘀血内阻、湿热内盛等内因，故治疗上以滋阴救液为本，活血化瘀贯穿始终，再根据病因病机不同，参以不同辨证治法。《素问·玄机原病式》云："诸涩枯涸，干劲皲揭，皆属于燥"，可见阴亏化燥，燥邪伤阴，阴液亏损，继而出现一系列干燥失润的症状。揿针治疗干燥综合征可采用耳穴、体穴相配合的方法，根据全身症状取穴，另外配合穴位注射、熏蒸、按摩等中医特色外治法。揿针虽然浅刺于皮肤，施术部位也不局限于特定的腧穴，将针刺的点状刺激时间增长，通过对经络皮部的刺激，一方面能够疏通经络，调理气血，另一方面可改善机体免疫功能，调节体内激素水平，再配合适当中西药物口服治疗，可获得较满意的治疗效果。

七、注意事项

- 治疗部位结束后24小时禁止沾水。
- 密切注意治疗部位有无异常红肿和液体渗出，预防感染。
- 下列患者禁用：妊娠或哺乳期者；合并循环、神经、泌尿、消化、呼吸及血液等各系统严重疾病者；患有精神障碍性疾病患者；恐惧针灸，无法配合者。
- 禁止在皮肤红肿、皮损局部、瘢痕部、体表血管明显的部位埋针，禁止对金属过敏者埋针。

第十六章 16 其他病症

口糜（口腔溃疡）

一、定义

口腔溃疡为口腔黏膜上出现孤立的、圆形或椭圆形浅层小溃疡。古代文献称之为"口糜""口疮""口疳"等。

二、病因病机

本病多因六淫侵袭，或过食肥甘之品，或情志变化，引起机体脏腑功能失调，影响口腔的正常生理而发病；或因肺胃蕴热，阴虚火旺而成。

三、诊断要点

❶ 好发于唇、颊、舌边缘、牙龈等处。

❷ 可单发或多发在口腔黏膜的任何部位，局部有剧烈的烧灼性疼痛，有自限性。

❸ 甚易复发，有时此愈彼起，持续甚久；有时作不定期间歇性复发；并常在情绪紧张、过度疲劳等诱因下复发。

❹ 所有年龄皆可发病。

❺ 可伴或不伴全身症状。

四、辨证分型

❶ 肺胃蕴热证

初起出现针头大小水疱，孤立或丛集于一处；疱破后呈凹形溃疡，色黄或白。溃疡小者如芥，大者如豆，周围黏膜呈鲜红色。伴恶寒、发热、头痛、食欲不振，兼见面红、唇红、口干口臭、便秘、乏力，脉洪大或数，苔黄腻、舌红。

❷ 阴虚火旺证

初起口腔黏膜出现斑及水疱；疱破呈凹形溃疡，溃疡呈灰白色，周围黏膜呈淡红色，自觉灼热疼痛。无明显全身症状，或有低热，兼见口燥咽干，面热唇红，头晕耳鸣，五心烦热，失眠多梦，腰膝酸软，脉细数，苔薄红等。

五、揿针治疗

（一）治疗前准备

患者取坐位。

（二）选穴

体穴（图16-1-1）取胃俞、肾俞、曲池、足三里。

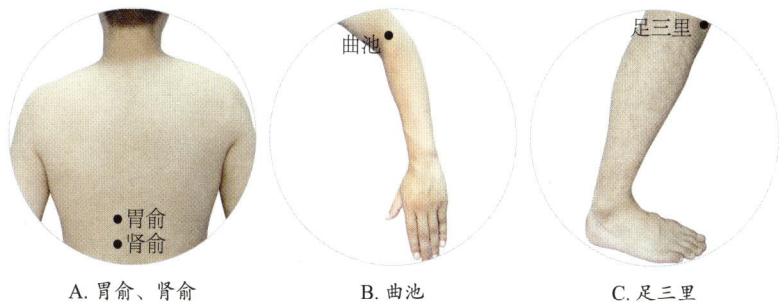

A. 胃俞、肾俞　　　　　B. 曲池　　　　　C. 足三里

图 16-1-1　口糜体穴选穴

（三）操作要点

1 用75%酒精棉球进行局部皮肤消毒后，用揿针刺入各穴中，左右交替使用。确保针尖埋入皮肤内，垂直按压3~5次，并向患者示范解释正确的按压方法。用患者自觉最舒适的力度垂直按压埋针部位，不宜旋转按压和捏揉，并嘱患者适当按压揿针，应用6小时后扯去。

2 疗程：5日为1个疗程，每日1次，每次6小时。

六、按语

口腔溃疡是发生在口腔黏膜上的表浅性溃疡，其发病机制尚未明确。《医宗金鉴》："口糜，满口糜烂，甚于口疮"，提示口疮、口糜有程度和范围的不同，但没有本质区别。《医方考》："口糜本于湿热"，说明清热燥湿凉血的中药和针灸泻法对本病较有助益。另外，口糜具有临床反复发作的特点，治疗上宜减少发作次数，延长间歇期，减轻疼痛，促进愈合为主要目标。中医外治特色撳针疗法，所用针体细而短小，刺入皮下或皮内，未达深层组织，刺痛感极轻，通过长时间刺激皮部及腧穴，调节气血、经络及脏腑的功能，达到疏通经络、调节阴阳的作用，能够长时间作用而副作用较小。《灵枢·小针解》提及："浅浮之病，不欲深刺也"，提示撳针疗法适合治疗口腔溃疡这种病位在黏膜的浅表疾病。此外，本病最突出得到缓解的症状是明显而剧烈的灼痛感，中医撳针对痛症有很好的阵痛作用，减轻主观疼痛感。

七、注意事项

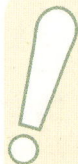

- 治疗期间禁止吸烟、饮酒及食用辛辣刺激之品。
- 初次接受埋针治疗的患者，应耐心介绍该疗法，以消除其紧张、畏惧的心理。
- 若针埋入后患者不能耐受，应立即出针，避开原不适点，在穴区选择一个新位置埋入。
- 嘱患者密切关注埋针部位，若埋针期间局部皮肤发痒、发红或其他不适，应立即取下撳针，并自行消毒就医处理。
- 禁止在皮肤红肿、皮损局部、瘢痕部、体表血管明显的部位埋针。
- 禁止对金属过敏者埋针。